10万人の心の病を診てきた医師が警告

一家を破滅させる「孤独病」

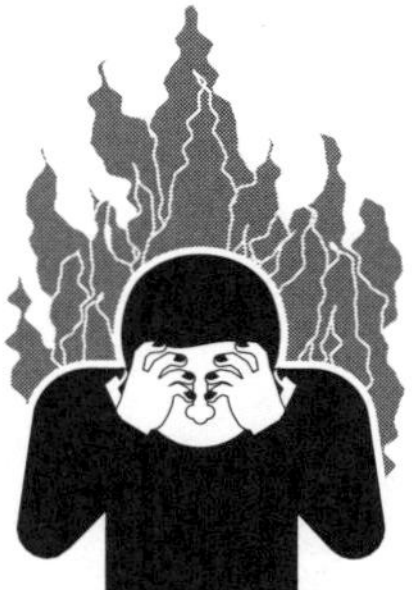

精神科医
浅川雅晴

はじめに

機械化が進むにつれて、便利なシステムが次から次へと登場している。

現代は、子供達でも片手サイズのゲーム機やスマートフォンを扱うことに慣れている。

そこに、大きな落とし穴が数年後に待ち受けていることなど、夢にも思っていない。「便利であれば、それにこしたことはない」と機械類を子供達に使用させてしまう時代である。

親達は、できる子供に対して喜んで、さらに難しい機械類を買い与える。

すると、子供達は、新型ゲーム機に夢中になってしまう。そこで問題が生じる。

子供の発育途中の脳には、機械が唯一《ゆいいつ》の友達として、焼きついてしまう。すると、人と会話をするのが下手になる。感情的な面での遅れが出るだけでは済まずに、他人の心の痛みが分からなくなってしまう。

両親は子育てがやっと終わりを告げると、年をとってくる。「体調が悪い、気分が晴れない」と言って子供に電話をして「会いたい、夕食を一緒にしたい」と告げる。

しかし子供は、「今は、仕事が忙しいので、そのうちね！」と言う。親にしてみれば、頼りたい子供に「会えない」と言われるほど、淋しいことはない。子供が育つ時、親子の絆が育つという日常生活を今、考え直していただきたい。

それだけではない。子供達に多くの時間を機械類に触れさせることで睡眠妨害が起こってしまう。そして、落ちつきがなく、イライラする症状が学校で出たりする。

睡眠時間の目標

●子供八時間から一〇時間

●大人七時間から八時間

を確認していただきたい。

機械類「スマートフォン、TVゲーム、パソコン、インターネット」等に夢中になった脳は興奮状態になって寝つけない状態になっている。

①脳にアミロイドβタンパク等の特殊なたんぱく質が蓄積して、若い人達が、認知症を将来患《わずら》ったりしやすくなる。

「若年性認知症」のリスクが高まってくるのである。

②睡眠が少なくなると、体の抵抗力が弱まる。

癌細胞に変化しやすい弱った細胞が癌細胞へ変化するかどうか、その時に問題になるのが体のもっている抵抗力である。正しい睡眠の取り方が健康を支えている。

③深い睡眠を心がけないと、「うつ病」になりやすくなる。さらに「癌細胞を生み出しやすくなる」。そして最後に「認知症」が待ち受ける。

④それだけではない。今回、新型の病気として「孤独病」を、この本で発表させていただく。

「孤独病」の特徴は本文で述べていくが、未来ある子供達を、「孤独病」にかからせてしまうと、親そして、子供の兄弟達まで破滅の危機にさらされる怖い病気である。

日々患者さんと向き合う中で、悲惨な生活を少しでも減らしたいという気持ちで書きあげました。

皆様のご家族がこの先、平和であるために、時間をかけてゆっくり読んでいただきたく思います。

浅川雅晴

もくじ

3 高学歴の人の落とし穴

4 複合症状に変わった心の病　55

5 対人関係を円滑にはかれない人の急増　75

6 怒りの感情が溜まるとメタンガスのように大爆発する

9 テクノストレス症候群と孤独病 143

10 幸せな未来のために今できること　173

1

心の病にかかっていると知らないで死んでいく若者たち

★人生の大失敗は自殺すること

「人生の大失敗は、自殺である」と、私は思っている。そして、他人を殺す殺人が人生最大の失敗に価《あたい》する。

それ以外に、人生に大失敗はない。

離婚したなら、いつか再婚すればよい。倒産したら、再び働いて、頭を冷やしながら、新たな人生をスタートさせればよい。多くの出来事が組み込まれているのが人生である。

人生について、ここでは多くは語らないが、せっぱつまって自殺する若者が、この三年～四年で急上昇している（数年前までは中年の自殺がトップだった）。

その背景には、会社での対人関係がうまくいかないことが理由で、うつ病にかかってしまっている現状がある。

本人は、高学歴を持っているために、まさか？　自分が心の病にかかっているなんて思っていない。

心の病にかかるのは、おろかな者だ、という偏見《へんけん》があったりする。

そこで、高学歴者の自分が、心の病にかかっていることなどわからないままに、自殺する人が多い。

高学歴者は、持たなくてもよいプライドを持っていて、精神科の門をくぐることなく死んでしまう人も多い。

★心の病気を自分で治そうとするから手遅れになる

僕みたいなおろかな者は、指にトゲがささっただけで、近所の病院で引き抜いてもらうことがしばしばある。

高学歴者とは、何でも知っているから、自分で治そうとするケースがあり、手遅れになってしまう。

うつ病は、放置日数が長いと、専門医が治療に入ったとしても、薬が効くのが遅くて手遅れになってしまう。

そのため、通院を途中で勝手にやめてしまい、病気を悪化させて、突然自殺になってしまうケースが多くあるのだ。

★長時間の勉強が睡眠不足になり、心の病を発生させる

国立大学を目指すために、睡眠時間を削《けず》り勉強する人が多い。

朝の三時から六時頃まで勉強する人は普通である。

人の体を守る脳内分泌物質ホルモンは、夜中の○時から三時か四時頃までに作り出される。しかしその時間、睡眠を削り、勉強している人にとっては、脳内分泌物質が弱く、少ない分泌量になるため、「うつ病や心身症」を発生させやすい体を作ってしまう。

社会人になり、一流会社に入社する。
そこで上司に罵倒《ばとう》される。辛い言葉を浴びせかけられる。「君は、その程度の仕事しかできないのか！」今まで罵倒されることがなかった人にとって、何でもない一言が、うつ病を発生させる。

★朝、会社に行きたくない

朝、会社に行きたくない。月～金は曇り空の心であるが、明日は土曜日だと思うと金曜の午後から元気になってくる。心は青空になり、ルンルン乗り乗り気分である。

しかし、土曜日を過ぎ、日曜日の夕方過ぎになると、気が滅入ってくる。これが新型うつ病の「サザエさん症候群」で、若者達に多い、心の病のひとつである。

人によっては、叱られる上司に「おい君！」と呼ばれるたびに、動悸《どうき》や手のひらの汗が噴《ふ》き出す。多汗症を出す人もいる。もう、立派な心身症にかかっている。

そのうち、胃痛、下痢、頭痛に症状が変化する。そこで初めて、自分が病気だと気付いていくのである。

病気と気付いたのはよいが、だいたい内科へ飛びこむ。

はい！　残念でした。

精神科や心療内科が正しいが、精神科の門をくぐることに抵抗がある。持たなくてもよいプライドが多くの人にある。「高学歴を持つ自分が精神科、心療内科に行く病《やまい》だと思いたくない」。

胃痛、頭痛、下痢などの薬を内科受診でもらう。一時的に痛みは止まる。だが、同じ症状をくり返し、本当に異変に気がつくのは、二カ月も三カ月も先である。心の病の放置が長く続くことで治しにくくなる。

プライドの高い人は、そこでまた自己診断をする。

「自分は、もう駄目かもしれない。こんな不調ではこの先、何も良いことはないだろう！

生きることが面倒くさい。

そうだ、死んだら楽になれるだろう」

うつ病が進んだ時に思う、心の中での独りごと症状である。

自分がメンタルの病気にかかっているということを知らないで死ぬ「自殺」はこうして起こるのである。

2

高学歴の人になぜ、心の病が多いのか

★プレッシャーで一番きつい、親の期待

国立大学に入学するため、学童期から、プレッシャーを受けて生活をする。プレッシャーで一番きついのが、親の期待に答えようと頑張ることである。それが「心身症のチック」(チックとは、目や口元をピクピクさせる症状)や「首を傾《かたむ》ける斜頸《しゃけい》」として現れる。学校で、からかわれ、不登校の原因を作ってしまう可能性がある。

他の子供は遊んでいる。野球とか、テニスとかして楽しんでいるのに、自分は、学校→塾→家(家庭教師)が待っている。

自分なりの楽しみは、時間の空きがないのでTVゲームぐらいしかない。親のルールに従うための努力で、感情を抑え、笑うことすら少ない。「感情鈍《かんじょうどん》麻《ま》」という病気になっていることを知らない。

兄弟や塾のクラスなどで成績を比較される日常では、知らず知らず「心身症のチック、目をパチパチする症状」が出やすくなる。そういう比較でプレッシャーを受けている。

辛さを言葉に出せず「つらいヨ！　いやだヨ！」という心の叫びが、体の一番繊細《せんさい》な目の周りにチックとして起こりやすいのだ。

学童期から中学、高校に進むにつれて、勉強時間が長くなる中で、思春期を迎える。

★思春期になると家庭内暴力を出す子供たち

今までは親の力が強かった。

しかし、中・高校生になって体力が強くなる思春期に、急に暴れる。家庭内暴力を出す子供達もいる。

今まで抑えていた感情が思春期を迎えると、「男性ホルモン（男性の場合）」、

「女性ホルモン（女性の場合）」が盛んになり、自分ではコントロールできない感情の噴火が生じる。そういう子供達も珍しくない。

- 自分が暴れることで、親が困る。それが嬉しくて、たまらない。
- 自分が暴れることで、親が怖がり、現金をせびることができるようになる。

中・高校生になる頃、人生を左右するような非行行動に走ることがある。

今まで成績が良かった子が、一度、一番からはずれて急に成績が落ちる。プライドが傷ついて、急に不良になったりすることがある。

そして大学入試を迎える。高学歴者達は、思春期を理性で乗り切って大学時代をすごす。

★同僚、上司とうまくいかない挫折《ざせつ》

入社が決まる。社会人の一歩がスタートを切る。

「社会人になったら、恋愛して、買いたいものを買える」と心ははずんでいた。

だが、現実に会社に行ってみれば小間使いの毎日で、期待していた社会人生活は、いざやってみると、思っていたものとは異なった。そんな不満が「学童期、思春期」に抑えていた不満に重なってしまった。そこで、うつ病や心身症を一気に出してくる。

高学歴者が過ごしたのは、成績重視の世界であった。成績に関しては挫折したことがなかった。しかし会社に入社して初めて、同僚、上司とうまくいかない挫折を味わう。一発で「うつ病、心身症」を発生させる要因となる。それは、小・中・高・大学と抑えていた不満の蓄積がストレス袋を満杯《まんぱい》にして破裂する。心の病が形となる瞬間である。

早い子であれば、中学、高校で破裂させて、不良の仲間入りをする。

高学歴者は、プライドが高いという一面があり、精神科の門をくぐるのにかなりの抵抗がある。不調の訴えを内科で済ませようとするところがある。そこに、うつ病や心身症を重症化させてしまう要因がある。

こうして、自殺に追いやられる人も少なくない。体調不良に対しては、持たなくてもよいプライドを捨てることで、助かる命がある。

ストレートに精神科の門をくぐってくれれば、助かる命があり、また将来の希望も出てくる。

★パソコンの画面と向き合う作業が脳疲労に及ぶ

高学歴者は、コンピュータ操作が楽々できる人達が多い。そのため、人工頭脳の開発に採用されることが多い。そこで、一日のうちブルーライトを浴びて、八時間以上パソコン、インターネット等の画面と向き合う作業が日常になる。

画面と向き合っていても、すぐには発生しない。時間をかけて半年、一年、二年という経路をたどり、「テクノストレス症候群」の病気を発生させてくる。「テクノストレス症候群」は心身症である。視覚の疲労が脳疲労まで及んで、心身症を作り出していくのである。

まず知ってもらいたいのは！　脳疲労を起こすことによって、体を守ろうとする脳内分泌ホルモンが減少する。

要するに、体を守ろうとするホルモンが少なくなることで、体調不良が出てくる。体調不良は個人差があって、まず頭痛の出る人、下痢、胃痛の出る人が多い。だから、内科へとびこむのである。

素人考えでは、無理もない話だろうと思う。

下痢、便秘、胃痛、頭痛の薬で、一時的に症状は治まりを見せるが、再びくり返し症状が出てしまうのが特徴である。

メンタルクリニックの門をくぐるか、病院の中で心療内科を受診してみて下さい。

★自律神経の乱れで現れるチック症、不潔恐怖症、下痢、パニック症

タイミングがずれる！　脳疲労は自律神経と握手する形で、次の症状を出してくる。

まずめまい、耳鳴り、目をパチパチさせるチック症状などが出てくる。それが重症化すると、首をひきつらせる症状に変化。そして顎《あご》と目を同時に引きつらせてしまう。

まるで化《ば》けもの顔になる。三秒で止まり、再び一五秒で同じ顔になる。ケイタイかスマートフォンでゲームをしていても、興奮状態になると、化けもの顔に変身する。

個人差により症状は様々に出る。放置年数が長くなると、物に触ることができない、不潔恐怖症を出すことにもなる。

電車に乗って、吊り革にさわることができない。夏でも手袋をもち歩くことになる。

吊り革に触れた手袋を、ビニール袋に入れるが、次は新しい手袋でないと使えない。手袋が切れると、電車で何度も転びそうによろめいてしまう。

吊り革にさわれないと日常生活も難しくなる。

その他の症状として、人が集まる場所である駅やデパートなどへ行くと、パニック症状を出す人もいる。

パニックになったら、ナイロン袋に口と鼻を入れて、自分の出す呼気の二酸化炭素を吸う行為を数分間行うことで、とりあえず落ちついてくる。

その足で心療内科を受診しよう。

★ゲームをしながらお化け顔になるお嬢さんが子育てをした時

症状は別物に見えるが、脳疲労と自律神経が乱れることによって人間の体に異変が出てしまう。それが、下痢からパニック、チック症状、お化け顔症状までに及ぶ。

自分が衝撃を受けたのは、美人である若い女性が大ブスに変わる瞬間だった。先日、二二、三歳位の若い娘さんが、手の平サイズのスマートフォンをのぞき、電車に乗っていた。奇麗な娘さんだったので、つい目がそこに行っていた。

ゲームをしていて、それに興奮したとたんに、目と顎が同時にけいれんしてお化け顔になってしまった。

周りの人達は、驚いて口が半開きになっていた。ゲームを続けている彼女に再びお化け顔のけいれんが起こる。一区間の駅から駅のあいだ、二分間で三回もお化け顔になるというチック症状が襲っていた。

ゲームをやめれば、脳疲労にならないのにと思って見ていた。

専門医に通院すれば、ゲームは禁止になりますね。

彼女は子供の頃から脳疲労するゲーム機を与えられて、育ったのだろうと推《すい》測《そく》できる。子供の頃には出ていない症状が、大人になってこれから花を咲かせようという年頃になって出てきている。

このまま放置してしまうと、結婚そして出産となった時、問題が起こる可能性が高い。

例えば！　赤ちゃんが泣きやまない。「どうしよう、どうしよう」と思って、思わずそのあたりにあるクッションで赤ちゃんの顔を押さえる。泣き声がやみ静かになる。クッションをはずす。赤ちゃんの呼吸は止まっている。

ゲームに夢中になって、顔面チック、けいれんを起こす人、これらの症状を出す状況の人は、事件を起こす可能性がある。

「赤ちゃんが泣きやまない」すると、直接行動に出やすい。「今だけ、何とかしよう」とする直接行動に出てしまう。

メンタルの病気ではない人は、赤ちゃんが泣くと、「空腹か？」「おシメが汚れているのか？」「熱があるのか？」この三つを確認する。

ところが、メンタルに問題のある人は、泣きやまないと、「わぁ〜どうしよう！」とパニック状態になり、今だけの苦痛を止めようとする。

未熟な精神が直接行動となり、自分の子供を殺す事件になってしまうことは少なくありません。

チックが起こっている人は専門医で指導を受け、心身症を治しましょう。心の病の認識のない人は、殺意がなくても子供を殺すことがあるのです。心の病である認識があれば、夫や両親に子育ての協力を頼める。少なくとも、子殺しには到らない。そして、犯罪事件に発展しない。

「イラ立ちによっての子供の虐待《ぎゃくたい》数を減らせる」のである。

心の病は、本当に怖い病気であるということを知っていただきたい。

自分に心あたりがある人は、専門医を受診してもらいたい。長い人生を無事に生き抜くには知識力があるか、ないかの差で決まる。

多くの人との出会いが自分を育ててくれる

いろいろな体験をして、人間は育っていくのだが、その体験をするに当たって、必ずその人を世話してくれる人がいる。その人の話を、本気で聴いているのか？　そうでないのか？　が後々出てくる。

例えば、スポーツの練習に行くと、教えてくれるコーチがいる。ここが問題である。

素直な性格の人は、コーチが言うことを守る。だから、短い時間で上達する。

一方では、コーチに注意されると、心の中で腹を立てる。「何言ってんだ!!」と反抗的になる。頑固な性格の人は、同じ失敗を何度もくり返し、何年経っても同じ場所で足踏みをしている。

だが、本人は、素直な気持ちになれなくて、なぜ自分ばかり苦労して辛い思いをするのだろうと、内心思ってすねてしまう。一向に、自分の頑固さに気づく様子がない。数少ない友達も離れてしまう。


素直な性格の人は、人に合わせることができる。新しい友達ができやすくなる状況が整う。新しい友達に褒められる。素直だから、「本心から喜ぶ」。褒めた新しい友達は、いまさらお世辞だと言えない。一緒になって笑うしかない。

お世辞で、こんなに喜んでくれる人は、そんなにいない。もしかして、彼は本当に良い人かもしれないと思う気持ちになった。

もしかして、この僕の本当の友達になってくれるかもしれない。そう思わせた彼は、僕の心を洗脳した。

「彼の勝ちだなぁ〜！」と思ってしまった。悪びれることもなく、素直な性格は、汚れた心を洗い流す力を持っていると思った。

理屈ではなく、幾つになっても、彼のように素直でいたら、他人に好かれるだろうと、人にモテるヒントをもらった。

仕事で時間に追いかけられると、ずるいことを考えてしまう。「簡単」で「短縮できる近道」を、心の中で探す自分が生まれているのだろう。年をとるにつれて、ずるがしこい自分の方が、強くなるから、素直さが消えてしまうのだろうと反省させられた。

彼の素直な性格を真似したら、今よりも他人に好かれる人間になれるかもしれないと教えられた。だが、急に素直な性格になりたくても、なれるものではない。だから、何に対しても好奇心を持つことにした。

好奇心が大きくなれば、知らないことを知ることになる。多くの人達との出会いが磨きをかけてくれる。才能なんてなくても、人との出会いがあれば、駄目な自分も育つと思った。

僕は、親に勉強させられる家庭に育ち、友達と遊んだ記憶は小学校二年生ぐらいで止まっている。だから、クラスの友達が、野球やサッカーをしているのが羨ましく思えた。

医師国家試験をパスしても、世の中を知らない。苦労するのは当然だと思う。今になって思えば……「自分が育っていないから苦労したんだなぁ～」と思うようになってきた。

どんな人も！　人の生命は個々に光っている。できる人！　できない人！　関係なく、命は光っている。

その人が体験した苦労話が、時はめぐりめぐって自分自身の身の上に降りかかってくる。

そう言えば……以前に同じことを話してくれた人がいる。あ、そうだ！「あの人が言っていたように、してみよう！」と思いつく。

何げなく聞いていた人の話で助けられることもある。人の話は、素直な気持ちで聴いておくと助かることがある。

人の苦労話は、体験した何年ものことがたった五分、一〇分で聴くことができる。

大切な知恵の薬かもしれない。

3

高学歴の人の落とし穴

★病気を癖《くせ》と思いこむ

高学歴を持つがゆえに、病気を「癖」と思いこむことがままある。

自分の息子がテレビを観ながら朝食、夕食を食べる。首を傾《かたむ》け、顔の一部、口のまわりを引きつらせる。

母親は、息子の癖として受け取っている。

息子は高学歴を持ち、一流会社勤務。だから、首を傾け、顔の一部をピクピクさせるのに対して、チック症状が出ているなどと想像すらしない。

そして、心身症にチックがあることも知らない人が多い。

本人もチック症状が出ていても、痛みも全くないし体調にはどこにも問題はない。だから心身症であるチックにかかっているとは夢にも思っていない。

このチック症状を放置することによって、ある日、上司から注意を受ける。

または、勤務の関係で異動により、他府県勤務になる。環境変化が起こった時、突然、朝起きられない症状が出る。

起きて、ズボンをはこうと努力するが、全く服が着られない症状になってしまう。いったい、何が自分の中で起こっているのだろうと、パニックに陥《おちい》ってしまう。

勤務先に電話をして「服が着れないから遅れます」とは言えない。そんなことでも言ったら、「君！　ふざけるんじゃない！」と、本当に首になる恐れを想像してしまって本心を言えない！

会社の報告書に書けない、申し開きができないことが起こるのが、メンタルの病気である。

まず、あわてないで、精神科、メンタルクリニックを受診して、診断書を会社へ提出することが一番である。

★一時的に記憶喪失障害《きおくそうしつしょうがい》を起こすテクノストレス症候群

精神科、メンタルクリニックを受診したら、次に、治していく経路の説明を受ける。それによって、通院なのか、長期休職なのかが決まる。

コンピュータばかりに向き合う仕事をしていると……、脳の疲労によって、一時的（数秒間）に頭の中が真白になり、記憶が飛んでしまう。一時的記憶喪失障害が起きる「テクノストレス症候群」もある。

数秒間なので、記憶喪失にかかっていると、誰も思わない所に、大きな落し穴がある。

室内にいる時は、問題は大して起こらないが、帰宅中、車を運転する人にとって、数秒間は命の危険にさらされてしまう。

一時的記憶障害でも、数秒で元に戻る。痛みがない。ただ「強い疲労感」はある。だから放置しやすいと言える病気のひとつである。「変だなあ～」と思ったら、テクノストレス症候群を疑い、専門医に相談してみよう。

「コンピュータや、TVゲーム機械の世界にどっぷり長時間つかってしまう」と脳疲労が起こる。

体を守ろうとして、脳内にある海馬のヒューズがとぶ仕組になっている。その時に、人によっては、数秒間記憶が飛ぶ。人によっては、一時的記憶喪失を起こす。

ひどい時は、三日間記憶が戻らないような一時的記憶喪失に陥ることもある。この場合、絶対安静にしよう。

このように、痛みを感じない心の病は、命取りの事故、事件に発展することが多い。

★心の病を放置して大事故に

金持ちのボンボンで育ってきて一流大学、一流会社に入社。心の病を放置したままだと大事故を起こすこともある。

車で歩行者をひき殺す。その保証の金額はどれだけか分からない。金持ち家族が一夜にして、財を失なうケースもある。

メンタルの病気は、本人と家族に予期しない人生の展開を見せてしまうことも珍しくない。

高学歴の人達は会社でコンピュータの機械類と向き合うことが多い。脳疲労している上に、車を運転する。車を動かした瞬間から、「サイドミラー、バックミラー、ブレーキ、アクセル」を操作する脳は、緊張状態がピークに達する。このような時、交通事故が起こりやすくなる。

「脳疲労によって操作ミスが起こる」

記憶が戻った時は、ガードレールに車を乗り上げていたりする。

体の疲労感が強い時は、運転は絶対にしないことだ。電車でゆっくり帰宅しよう。

★自分の大切な家族の人生まで変えてしまう心の病

これからの日本の未来を支えて下さる人達である。日本の宝であるから、つい私も厳しくなってしまう。それだけではない。

交通事故によって「息子、娘」を亡くしたら、「両親」「配偶者」「子供」「親しい友人」などが、悲しみで、うつ病を発生させてしまう。

自分を取り巻く人達の人生まで変えてしまうはめになる。

特に幼い「学童、子供」は、親の急死を受け入れられない。心が壊れ、不登校も珍しくない。

実際に親の急死で不登校になる。心の病を知らない人達は「なぜ！　学校に行けなくなるのか」理解できない。

幼い子供にとって、親は自分の中の全てである。その存在が急にいなくなることで、子供の心は頼る所がない不安状態になる。そしてもう親とは会えない。その悲しみをぶつけたくても、ぶつける親がいない。

心のバランスを崩してしまう。悲しみでうつ病になる。

●朝起きられない
●遅刻して最初は登校するが、そのうち勉強についていけない。
●学校に体は行っているが、教師の言葉が耳に入らなくなる。
●そこで、学校へ行く意味がないと自分で思ってしまう。

悲しみにくれる多くの理由が存在する中で、朝起きられない症状が出てくる。幼い子供の心が壊《こわ》れると、専門医であっても厳しい。

このように、自分の大切な家族の人生まで変えてしまう心の病のひとつ「テクノストレス症候群」が数年前から多くなってきている。

脳ストレスによって起こるテクノストレス症候群は、体に痛みはほとんどないが、ある症状を爆発させてしまう。その時は、自分だけでは済まない。周囲を巻きこんでしまう怖さがある。

★妻と一緒に専門医を受診していたら離婚にまで到らなかった

二八歳の男がいた。テクノストレス症候群を患っている、ということを知らない彼は、大学時代の恋人と二五歳で結婚した。結婚できた喜びもつかのま、彼は帰宅途中の電車の中で、一時的記憶喪失を起こしてしまった。

その時は、大事には至らなく、二駅乗り越しで済んだ。病気だと気づくことなく、一週間が過ぎた。

終点の駅まで眠った状態で行ってしまった。駅員さんが、起こしても起きなかった。夜中の二時頃、ホームで気がつき慌てて家に電話した。

いる場所を話したが、夜中の二時であり、妻に電話を切られた。朝の始発で帰宅した。妻に「なぜ」そんな所まで行ったのと聞かれるが、記憶にない本人は、口をモゴモゴさせ理由を話せない。そのために妻に浮気の疑いをかけられた。

その日から、冷ややかな家庭になってしまい、一年後に離婚になった。

もし、彼がテクノストレス症候群の知識があったなら、かかっているかもしれないと妻と一緒に専門医を受診していたら……離婚にまで発展しなかったかもしれない。

心の病を知っておくことで、「不幸や事故」を未然に防ぎ、身を守れることもある。

どんな辛いことにも必ず終りがくる

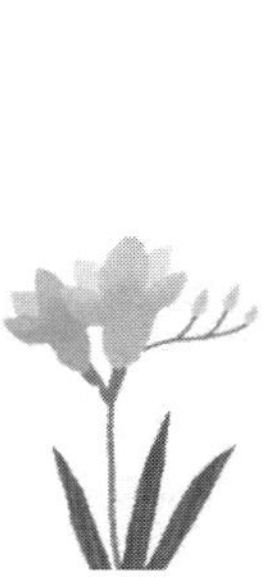

私は、高学歴と言えるほどの勉強をしてこなかった。しかし、高学歴者の孤独感は、痛いほどわかる。

医師になるために、毎日三時間睡眠であった。

国家試験に挑むためには、人体解剖は、避けて通れなかった。

「昨夜、ベッドの上に寝せていた御遺体が、次の日に床の上にころげ落ちていた」

「御遺体になっても、解剖が痛かったのだろうか」

まじめに考えていた。ボ～としているように見えたのだろう。教授に大声で怒鳴られた。

毎日三時間睡眠で、「自分は死んでしまうのか」と思った。大嫌いな解剖が心を痛めた。

大学病院の近くに、マンションを借りた。そうでもしないと勉強についていけない。厳しい日々の中で大雨が降ってきた。夜中の二時頃、勉強をしていると、「ピンポーン」とチャイムが鳴った。

玄関に行くのが、なぜか怖く感じた。でも、気にかかるし、行くしかなかった。

その夜、こんな時ガールフレンドがいれば、玄関まで一緒に出て行ってもらえるのにと、初めて、ガールフレンドが欲しいと思った。

男性なのに、弱虫と思われるだろうが、姿がない人の気配ほど怖いものはない。玄関にそっと忍び寄ると誰もいない。「もうここへは住めない！」と思った。遠くても、自宅から通うことを決めた。

そんな時、大学の友達が車で通学途中に居眠り事故で即死した。シヨックで車に乗りたくなくなった。いったい、「私はどうしたら良いのか！」

電車で通うことに切りかえて、電車の中で本を読んで覚えることにした。私なりに苦労して試験を受けた。そして何とかライセンスを取れた。

ほっとする間もなく、最悪の所へ転勤となった時期があった。「医師を辞めたい」と思える最悪の環境だった。

そんな時、急に大学病院への転勤が決まった。そこからが本当の苦労が始まった。

医師の集まる医局の空気がすごかった。「私は、何のために生きているのか？」と思う日々が続いた。まるで、最悪の「ジェットコースター」に乗っている人生を、一三年間も続けた。

「でもまだ自分は生きている」と思った。暗闇に明かりがさしてきた瞬間がそこにあった。

どんな人も、必ずつらい所から出られるのである。現在のつらさから、それが全てと受け取ってはいけないのである。

どんなことにも、はじめがあれば、つらいことにも終わりがくる。そして、また、新しい幕が開き、新しい分野での苦労が始まる。ほっとするのは、束の間で、次の問題に頭を抱《かか》える。

いかなる仕事についたとしても、「これで良い」と思うところへは、到達しないのが人生だと、まだまだ一部ではあるが身をもって感じている次第である。

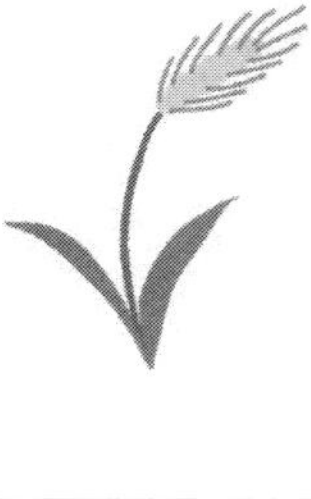

④

複合症状に変わった心の病

★時代と共に心の病の流れが変わっている

四〇年前（一九八〇年代）……精神科の患者さんは、統合失調症《とうごうしっちょうしょう》が多かった。
この統合失調症は遺伝による病気のひとつである。

三〇年前（一九九〇年代）……統合失調症とアルコール依存が多く受診された。

二〇年前（二〇〇〇年代）……うつ病と心身症が急に増加。

一〇年前……………うつ病と心身症と複合症状が増加。

七年前………………テクノストレス症候群が出てきた。

★一〇年前までは独立した形が多かった

一五年、一〇年前までは、心の病は独立した形が多かった。

うつ病で会社へ行けない。会社の人達と接したくない。公園のベンチで会社へ行くべきかどうか、悩んでいる。時間は過ぎ、遅刻で上司に叱られる。それだったら今日は会社には行かないでおこう、と決める。会社が終わる頃に、帰宅。そのうち、出社拒否になり、退職となる。

妻から、離婚を迫られ、独り暮らしになる。生活苦になり、うつ病は重症化して、ある日突然亡くなる。

このような形で自殺に発展するケースも多くあった。

一五年～一〇年前は、年間三万人を越える人達が自殺をしていた。「中年～高年齢層」が多かった。今でも（二〇一七年）二万人を越えている。

今は、中年齢層から、若年齢層の自殺者が多くなっている。

一五年、一〇年前は、心の病は独立した形が多かった。

●夫、妻の死亡で愛用していたものを見ると、泣けて涙が止まらない。心身症に始まり、円形脱毛症があちらこちらで見られていた。

●愛犬や愛猫の死亡で大好きだったペットフードやオモチャを見ると、涙が止まらない。心身症である「ペットロス症候群」に陥っている人が急増した。
●親の介護の末、親を亡くして、泣けて泣けて仕方がない。涙が止まらない心身症が多かった。
●受験に失敗して動悸で苦しむ若者。再び失敗したらどうしようと思うだけで、手のひら、胸、ひたいに汗が噴出する、多汗症、円形脱毛症（ハゲ）が大流行した。
●離婚によって「問題は解決したはずだが！」離婚中に苦しんだ心の傷が、後になって噴出する、離婚後遺症で苦しむ心身症が多かった。
今現在も、離婚後遺症は、引き続き起こっている。

ただ、問題は、自分が離婚後遺症により体調不良になっていることを知らない人が少なくないことである。

不調の一部である胃痛や、ヤル気が全く出ない、便秘、腰痛、耳鳴りが止まらない症状で、薬局でそれなりの薬を求めても、心身症である離婚後遺症を放置状態で、どうにもならなくなる。そして最後の手段として精神科の門をくぐる人が多い。

女性の場合、家事、そして子供の面倒がみられないほどの不調に陥る。

★複合症状とは！

一般の人達に広がる複合症状の多くは次のような症状である。

●耳鳴り……耳の中にセミが千匹以上も騒ぐ。時々キーンと高い音が入ってくる。生活していても集中力がなくなる。朝起きてから眠る時まで続くのだから、本人にしてみれば苦痛そのものである。

●めまい……自分の周りがぐるぐる回り、吐き気をともなう。立って歩くことが難しく、ものにつかまるか、四つんばいで這《は》ってトイレに行くしかない。食欲もなくなる。

●**胃痛、下痢**……急に腹痛がやってくる。下痢になる。胃薬を飲んでも、三日後、同じ症状が出てくる。そのくり返しが続く。

●**突然のパニック**……電車の中でまたはデパートの中で、パニック発作が起こってしまい、過呼吸が始まる。本人は、口を開いたまま呼吸しようとするが、うまくいかない。苦しさにのたうち回る。

一度パニック発作を体験すると、外で再び同じことが起こると不安になり、外出ができず、閉じこもり生活になる。

人生が一転してしまうことが多いのがパニック発作の怖さである。

●**気分障害**……吐気を伴う症状が、人が多く集まる学校のクラス内で、またはデパートや駅、そして電車の中で起こってくる。若い年代で、中学生も、通院する時代である。

若い世代(中・高生)に広がっている、または一般の会社勤務の人に起きている気分障害は、本人にしてみれば、いつ起こるか不安で、楽しいことがなくなる。

この気分障害は、子供の頃から独りでＴＶゲームなどの画面と向かい合って育っているような過去を持つ人に多く、「テクノストレス症候群」に含まれている。

と同時に、受験のストレスが社会人になったとたんに症状を出してきている。そして出勤しなくてはならないのに出かけられない。

気分障害が出ない日は、下痢、便秘、頭痛、胃痛、動悸、手足の冷感などが日替わりで起きる。まぎれもない複合症状である。

ひとつの痛み「胃痛」が改善されたとホッとする間もなく、体の中に固まりが入っていて強い「腰痛、肩こり」などを引き起こす複合症状である。青空のように清々しい日が少ないため、うつ病を発生することが多い。

★女性に多い複合症状

複合症状を出している女性が生理前になる。女性ホルモンが血液中に増える。

そこで、イライラや、不満感が爆発してくる。

独身女性で、会社で大したことでない原因で喧嘩になる。イライラも、抑え切れない。喧嘩をしながら心の中で「大変だ」「やめよう」と思っても止まらない。

女性ホルモンが大量に排出される。理性と行動が別々に動き、まるで、壊れたブレーキのように車が暴走する。

- 生理前は家族にでもかみつく。
- 結婚している女性は、夫や子供に喧嘩を売ることもある。
- 子供は、悪いことをしていないのに、一方的に母親に叱られる。納得ができない子供は中学になり体力がつく頃、切れて家庭内暴力に発展。子供は親にされたことを一生忘れず覚えている。
- 親は子供に殴《なぐ》られる。育て方をまちがったと反省するが、どこが悪かったのか、思いつかない。そうしたケースの相談は多い。
- 母親が、自分自身が複合症状を持っていることを知らない。心の病を出していて、生理中に、子供を虐待するケースがある。

若い時に、複合症状の治療を早くして欲しい。
●中年になり、女性ホルモンが減ってくる。更年期症状が厳しい形として出る。家事が全くできない。強い「腰痛、頭痛」でベッドから出られない。本人も痛みと闘っている。夫は家に帰りたがらなくなる。浮気の原因にもなる。離婚にまで発展するのも珍しくない。

複合症状が抱えてしまうその先にあるのは、平和な日常を失なってしまうということである。

ここで話すには大きな理由がある。

例えば、父親が心の病を抱えている。すぐに「カーッ」となる。子供はその度にビクビクして生活する。そして子供は成長と共に、心身症を出してくる。そのうち、学校に行けなくなる。

その理由のひとつに、「家に帰ったら、父親が今日も暴れて母親を困らせているのでは？」と学校にいる間、ずっと考えている。だから教師が話していることが、子供の耳をスルーしてしまい、全く勉強ができなくなる。

子供にしてみれば、学校に行く意味がなくなる。不登校の多くは、こうした環境で作られていく。


大人達は、子供に向かって勉強しろと、顔を見れば言うが……子供は特に、精神的に不安に怯《おび》えることで、勉強が理解できなくなる。

例えば、両親が離婚話を深夜にしていた。トイレに行った子供は、様子が変だと気づいた。

それから子供は、「これから先、どうなるんだろう？」と思うことだけで、頭の中が一杯になってしまった。他のことは、耳に入らない状況であった。当然、勉強が手につくわけがない。大人は、子供の成績が下がった時は、原因が必ずあることに気づきましょう！

★複合症状はなぜ起こるのか？

一五年～一〇年前から単独の「うつ病・心身症」にかかった過去がある人達が、過激な労働をする仕事につくことで、複合症状を出しやすくなる。

例えば、長時間コンピュータの機械の画面を見ながら、製品を売る、宣伝をするなどでインターネットを扱う仕事では、眼球が画面を見て、脳疲労を起こしやすくなる。

仕事で休む暇なく、画面を見る生活をすると、複合症状を出してくることになる。そして心身症プラス他の病気に発展し、二、三種類の病状を出す。

体の健康を守ろうとする。自律神経が著しく乱れてしまい、肩凝り、耳鳴り、目の奥の痛み、腰痛、手足の冷感など、まだまだ症状は個人によって複雑にからんでくる。

ひとりが日替わりで二～三種類の不調を出して、ふだんの生活がつらくなる。

自律神経が著しく乱れることによって、免疫機能低下により、皮フ炎を起こす人、「アトピー症状」が出る人もいる。

手のひらの皮フが白っぽくなり、荒れた状態で、ボロボロはがれ落ちる人もいる。

手のひらは、ほとんど病気になりにくい場所である。そこがボロボロ、ガサガサになって皮がむけるのは重症である。

痛みはほとんどないが、かゆいために掻《か》きまくる。そこへ、ハンドクリームをぬる。もっと重症化する。掻き壊した所にばい菌が入り重症化する。皮フ科と精神科の両方を受診して早く治しましょう。

★脳疲労から肩、腰へ

- 画面を長時間見ていると、脳疲労が始まる。
- 体は疲れているが、脳が興奮状態になっていて、寝つけない。不眠に陥る。

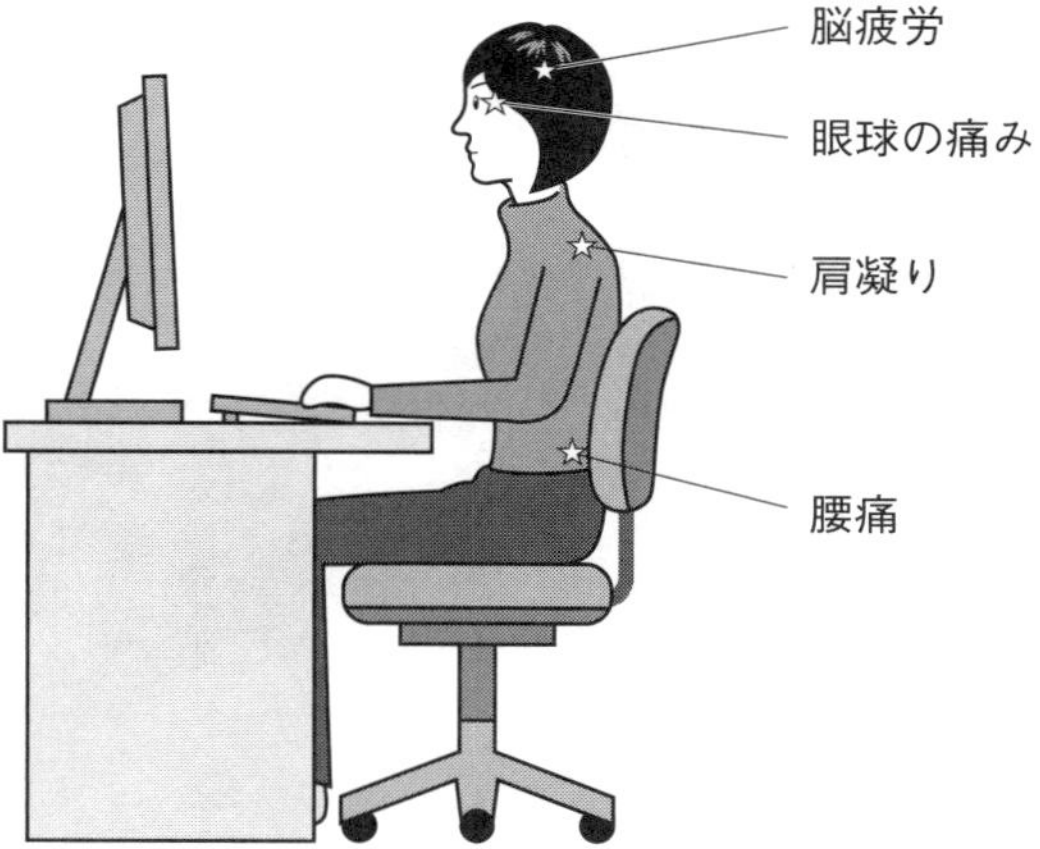

そこで、体を守ろうとする脳内分泌物のセロトニンの分泌量が少なくなる。体がだるい、すっきりしない朝になる。脳内分泌物のドーパミンが減ることで体に痛みが出てくるようになる。ドーパミンは、快楽、運動をつかさどっているヤル気を出すホルモンの役割を果たしている。

ドーパミンが減ることで、

①強い腰痛が引き起こされる。脳疲労からきている。また頭痛は、頭痛薬の効き目が悪く、短い時間のうちに、次の痛み止めを飲む。体がふらふらして仕事ができなくな

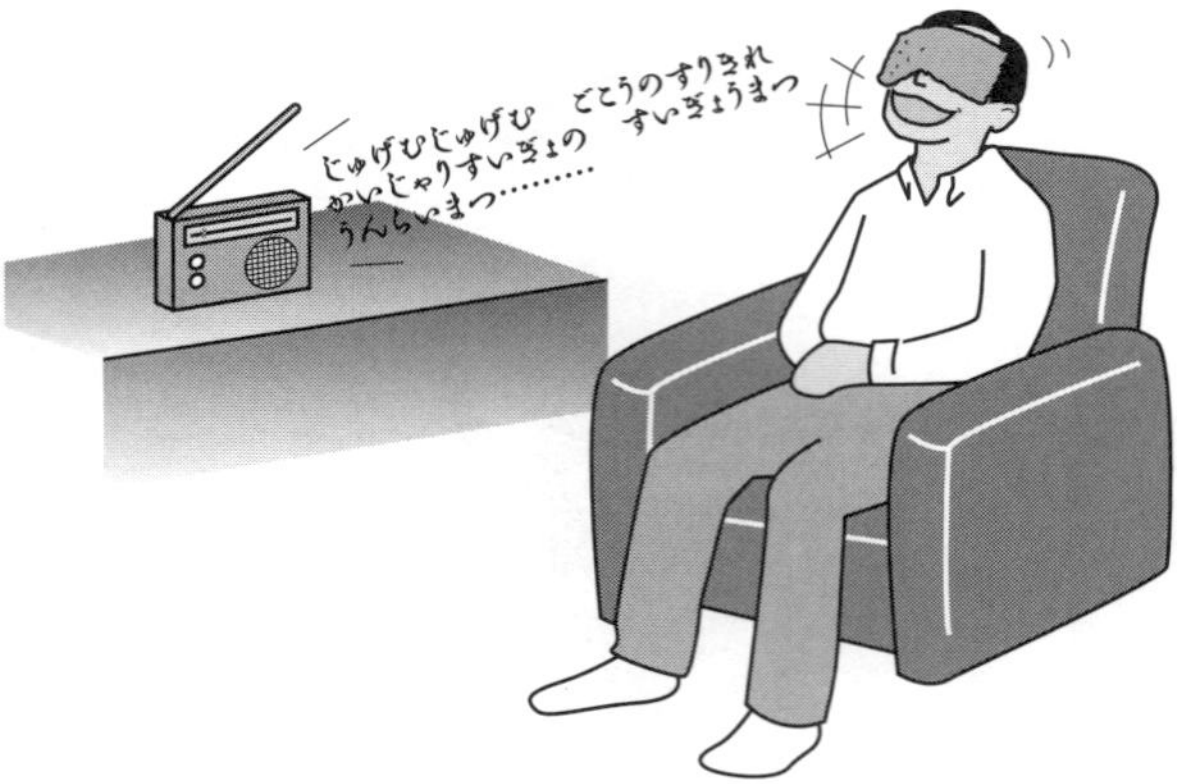
じゅげむじゅげむ ごこうのすりきれ
かいじゃりすいぎょの すいぎょうまつ
うんらいまつ………

落語をきいて大笑い！　顔に蒸しタオルをのせる

ってしまう。
②眼球の奥の痛みも出てくる。
③肩凝りが強くなる。
腰痛そして頭痛に苦しむ人は、男女を問わず非常に多い。マッサージなどのケアーをしても、改善されない時は、脳疲労から自律神経の乱れが生じていると考えてみて下さい。

専門医にかかるようにしよう。

深い睡眠をとるように心がけよう。

- 深い睡眠をとるには、日常生活でパソコンやスマホ、テレビなどの画面をみる時間を減らすとよい。

・さらに日常の中で季節感を感じることが大切。うれしい時は、大声で笑うとよい。例えば「子供と遊ぶ、犬や猫と遊ぶ」ようなことを始めてみよう。
・入眠二〜三時間前から後は、画面を見るのをやめよう。落語などをきいて笑う。風呂でゆっくりする。部屋でアロマの香りをかぐとよい。

★まず眼に現れる異常

ＴＶゲーム、手の平サイズのゲーム、パソコン、新しいスマートフォン等、機械類が一五年前から現在のように普及するようになって、心身症のひとつであるテクノストレス症候群という病気が現れてきている。

①テクノストレス症候群で多い症状は、眼の横にピント調節をする機能があるが、そのピント調節機能が画面を集中してみるスマートフォン、ケイタイ電話、インターネット等により張りつめられてしまう。

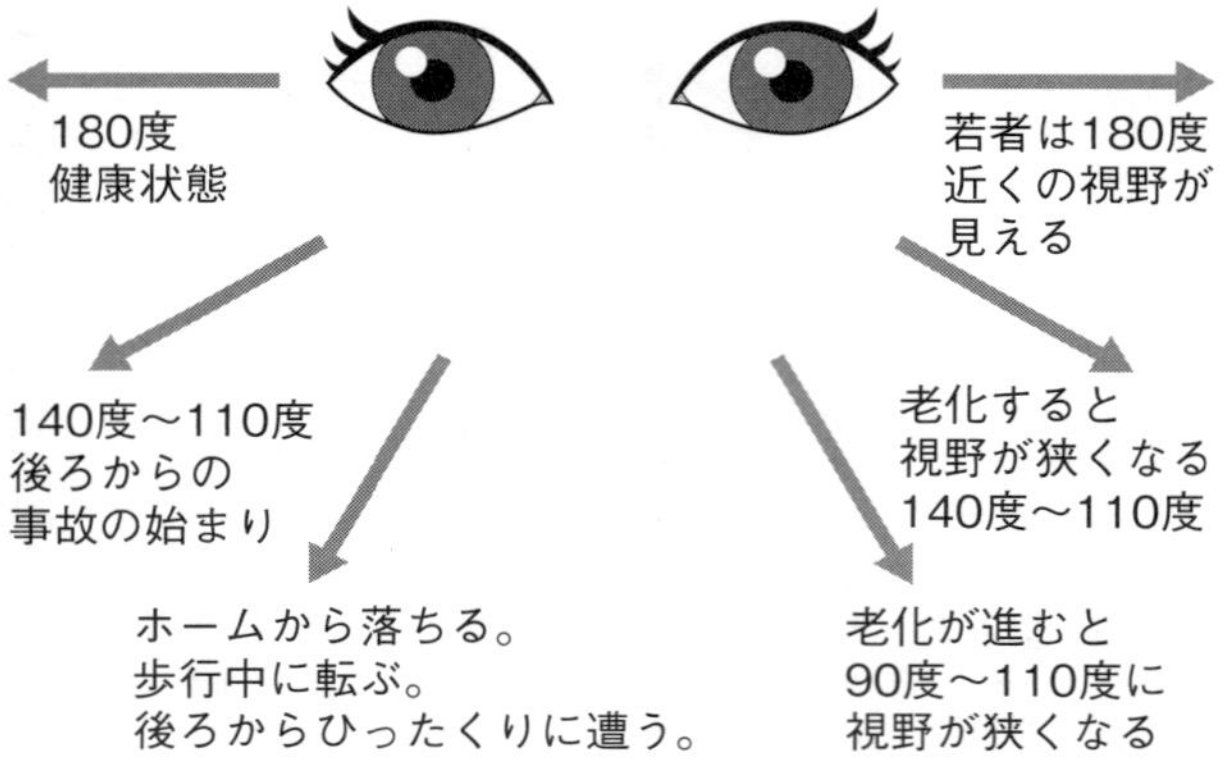
180度
健康状態
若者は180度
近くの視野が
見える
140度～110度
後ろからの
事故の始まり
老化すると
視野が狭くなる
140度～110度
ホームから落ちる。
歩行中に転ぶ。
後ろからひったくりに遭う。
老化が進むと
90度～110度に
視野が狭くなる

そして急に、遠くを見ると、かすんでしまう。眼の横のピント調節が伸びきったゴムのようになって、物がかすんで見えてくるようになる。

同時に眼の老化が現れるのでチェックをしよう！　若者で健康な眼は、一八〇度近く見えるが、老化すると視野が徐々に狭くなる。

複合症状として、目の奥の痛みのような重い感じが出る。

そして、眠りたいのに眠れない。不眠症になる。

さらに「うつ病」を発生させる危険が高

まる。

毎日出勤前にチェックしよう。

正面を向いて立つ。広げた両手の指先が見えますか？　チェックしよう。指先が見えてくる角度が自分の視野度数である。

②目が長時間画面を見ると、脳中枢から疲労していき、複数の痛みが体に現れるようになる。肩凝り、頭痛、めまい、入眠障害、だるさが現れる。

機械類を使いだしてから、一五年で症状を出す人、個人差で一〇年の人、五年で出る人も出てくる。

●学童期から、手の平サイズのゲーム、ＴＶゲームをして塾に通う習慣がある人が成人になった。会社でパソコンを使い、仕事をする日々でテクノストレス症候群を出す。

これは、学童期から脳疲労しやすい身体を作ってしまっているので根が深い。

一時的記憶喪失を出す危険がある。「脳疲労」が一五年間の蓄積に相当するものである。

●朝から床に着くまで、スマートフォン、ケイタイ電話を離さない習慣の人は、三年で目の疲労、肩凝り、頭痛、めまい、入眠障害、という症状が一般に起きている。そして、人の言葉にイライラ・怒りを出す傾向も出る。

●朝から床に着くまで、スマートフォンに夢中になることで、熟睡ができなくなる。

●脳内分泌物（ドーパミン、セロトニン）が少量しか作られなくなる。すると、痛みを和らげるドーパミンが少ないので、身体の弱い所が痛みを発生させる。

●セロトニンも少ないため、感情が重苦しく、体のだるさと共に複合症状の痛みがあちこちから出てしまう。日替わりで出てくるのが特徴である。

テクノストレス症候群は、脳疲労がいつ、爆発を見せるか分からない病気である。

使用年数の長い人、使用年数が短くても、脳疲労に弱い人は、半年、一年でも目の疲れから始まってくる。

五年前までケイタイ電話が中心であった。

●テクノストレス症候群として、症状が現れた多くが、電話が鳴っていないのに、ポケットの電話が鳴った気がする。ベルの振動に体が反応した症状だった。

五年が過ぎた今!

●スマートフォンが中心になり、「眼、首、腰の痛み、肩こり、足の浮腫、手のしびれ」にまで広がっていて、痛みを伴うようになってきている。

同じ姿勢で長時間固まっている、そこにも大きな問題があり、脳疲労が次に自律神経を乱している。このことによって、手のしびれ、足の浮腫まで出してきている。

●同じ姿勢で長時間固まっていることで、体の血液循環を悪くしている。これらの悪条件が重なり、痛みを伴なうようになってしまっている。
●最近は、会社側の方針で、立ったまま仕事をするところもある。

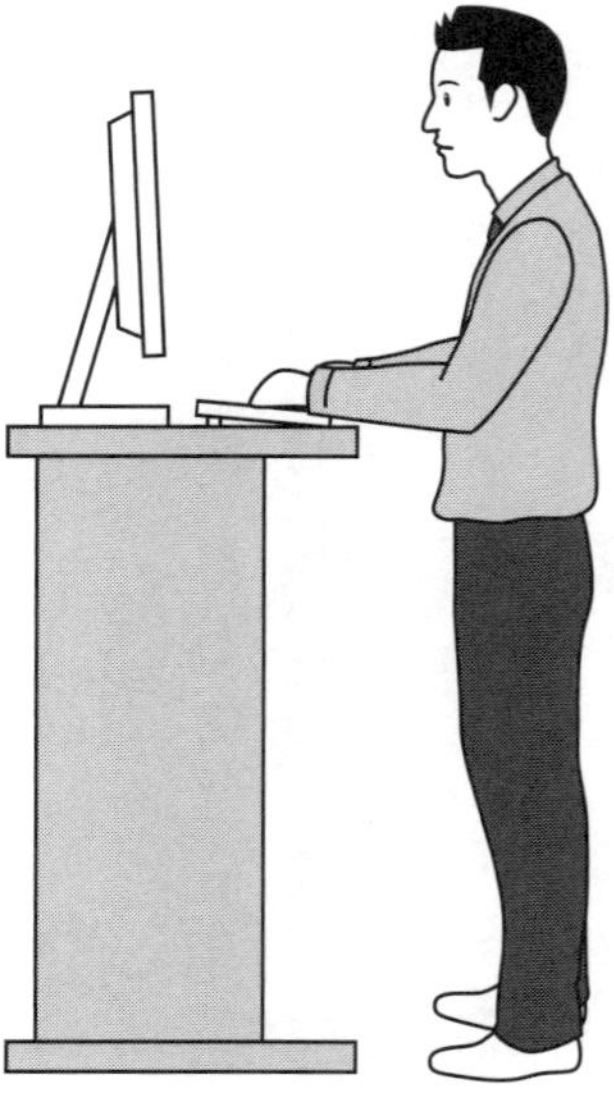

5

対人関係を円滑にはかれない人の急増

★機械相手で、気を遣う習慣がなくなった

次に問題となるのが、スマートフォン、インターネットにかじりつくことで、対人関係に悩みを抱えてしまうことである。

機械は感情がない、便利で答えをすぐ出してくれる、自分の操作次第で、気分の向くまま操ることができる、そのために気を遣う習慣がなくなる。

さらに、すぐ答が出てしまうため、待つということがそぎ落とされてしまう。そうなると、待たされると怒りっぽくなる傾向になる。そして、起こるのは、「ムカック」「イライラする」ということである。

困った問題は、機械ではなく、人間と、どう交流をはかればよいか？　相手との会話の間《ま》のとり方、会話の進め方がわからないなどという弱い一面を出してしまっている。

多くの人達が、対人関係の悩みを抱えてしまっている。

テクノストレス症候群は痛みとして不調が出るから受診をするが、痛みを出してこない心の問題は、受診しないで放置することで大きくなっている。

対人関係を円滑にはかれることが「二〇一七年〜二〇二〇年」に向けて、才能のひとつにまで、とりあげられるでしょう。

対人関係は、言葉にしにくい難しさがある。人は本当は「こう思っている」のだが、相手にどう思われているか分からない不安から、なおさら本音を話さなくなってきている。

「えぇ〜」「そうね」「まぁ〜ね」とか言葉で相手に返事を返せなくなっているので、あいづちだけで、その場をつないでいる。

★恋愛ができない、結婚が遅くなる、子供にリスクが生じる

これらのことが、人が人と会うのをつまらなくさせている。

それが証拠に、婚活パーティーをして、相手を見つける時代に入っている。

自分の想いを、仕事場ではっきり話していた時代は、婚活パーティーをしなくても、恋愛が成立できていた。

しかし、機械が仕事場に入ってきた。そして給料が振込になった時から、徐々に徐々に、結婚する年齢が三〇歳代になってきた。

さらに現在、結婚が遅くなってきている。人と人とのつき合いがうすくなってきているということは、出会いを遅らせてしまう。

結婚が遅くても幸せになってくれれば、それで良いのだが、問題の一つに、子供を持つという計画があるとするなら、子供にリスクが生じやすくなる。

例えば、
・体の弱い、アレルギーを持つ子供
・子供なのに視力が極端に弱いため、小さい時からメガネ生活なので、からかわれる。
・子供の時から糖尿病になりやすい。やっと産まれた子供にカロリーの高いものを食べさせるためである。それだけではない。高齢の両親に糖尿病の可能性が高いと、産まれてくる子供にリスクが高くなる。

さらに問題は、やっと結婚をした、子供も産まれた、喜びもつかの間、両親も年をとってしまっているので親の介護問題が出てくる。できれば、若い時に結婚・出産・子育てをしたほうが良い。

機械の画面ばかりのぞいていると、結婚の船が出てしまう。次の船はいつ来るか分からないのだ。


現代の人達「スマートフォン族」は機械画面に恋している。

昭和二〇年からは、戦争が終わって、食べもの探しに忙しくしていた。と同時に、食べものが普及すると、次は物を作った。物を売った。テレビは白黒で、街中に出回り、流行のプロレス中継の日は、電気屋の店先では人々の山ができていた。

テレビの歌謡曲に人気が集まり皆が真似をした。服や髪型が流行した。

そして、若者はみんな恋を求め、「お茶をしましょう！」と誘う。その誘いの言葉は「おはよう」の挨拶みたいに軽いものだった。

断られると、じゃあ、またね！　とあっさりしていた。現代のようにストーカーや殺人までになっていない。

昭和の時代は、女性も男性も自分の考えがはっきりしていた。断られたら「仕方がない、次にいくか！」とバイタリティーがあった。

現代の人は「断られた！　許せない！」となって、それがストーカーに発展してしまう。機械の画面と向き合うということは、人の気持ちを「はじけさせなくさせる」。そこで、「希望を持つ」とか「努力する」とか「頑張ろう」とする感情の欠落を招き、人を暗くさせる傾向が強く出てきている。

画面と向き合う時間を少なくするように、強く呼びかけたい。

★相手を想いやる「挨拶」が全くできないスマートフォン族

二〇二〇年に向け「挨拶は新しい才能に加わるであろう」と私は予測する。対人関係で悩み苦しんで退社していく人も多い時代である。

対人関係で、自分の能力を発揮できない悔しい気持ちを、なんとかしない限り、転職、また転職をしたあげくに、生活苦・貧困が待ち受ける。

若者の自殺が中年の自殺を抜いて増えている。その陰に潜むのが、対人関係問題である。能力を発揮できるか、できないかは、人が自分に「好感度」を示してくれるかどうかで決まる。その「好感度」はどこで決まるのだろう！

印象の良さは、顔と顔を合わせ、相手の眼を見た時、相手を思いやる「挨拶」で決まってしまう。時間にして、「一五秒～三〇秒の間」で決まる。

それを過ぎてしまえば、相手の気持ちをつかむのは、非常に難しくなる傾向がある。

相手を思いやる挨拶が全くできていないのが、スマートフォンにかじりついている人達である。こういう人達は、自分のことで精一杯であり、相手を思う余裕などない。

相手を思いやる挨拶ができるようになると、助けてくれる糸口がつかめる。例えば、「初めてお目にかからせていただきます、浅川と申します」五秒以内で自己紹介をしている。五秒以内で相手のステキな所を見つける。

大きな声で「山田様は、ただよう雰囲気にオーラが出ていて、私は圧倒されてしまっております」一〇秒。
①お世辞ではなく五秒で相手のステキな所を見た感想を話す。
その敏速な会話が相手に伝わる挨拶になる。

会ったばかりでも距離が急接近する。そして、相手が心を開いてくれる手前にきている。仕事がしやすくなる。
②次は、行儀の良さが問われる。

お茶、コーヒー・食事が出る。相手より先に飲まない。箸をつけない。相手に進められてから箸をつける。

物を食べる、飲む時に、音をたてない。「ズズーと音を出して飲まない」。物をいただく時に、「クチャクチャ音をたてない」。テーブルの上に肘をつかない。

最低限、このマナーができないと会社の外へは連れて行ってもらえない。

それだけではない。成人になるまで親が注意しなかったのか？　どんな親なのか？　と育った環境を疑われてしまう。

日本の会社にはテレビカメラがそこらじゅうにある。チェックされていたりする時代である。

★嫌われる理由はマナーの悪さ

行儀作法は、才能のひとつになる時代であることを心しておこう。

両親が共働きであったりする。家庭では、一緒に食卓を囲むことが少なくなってている。そこで食事のマナーを教える機会が少ない。

男性と女性しかいない人間社会において、だいたい相手に嫌われる。それはそれは淋しいことである。特に高齢になると淋しくなる。

嫌われる理由は、「音をたてて食事をする」ことにあった。昨日まで好きになるかもと思っていた。音をたてて食べることに耐えられない。二度と会いたくない。

これが理由だというケースが八〇％以上あるが、相手を傷つけないように相手側の男性は、自分のマナーの悪さに気がつかず、次の時も「価値観の違い」ということにして交際を断る。

男性側は、オレは女にモテナイと内心思うようになる。

君がモテナイのではない。君が相手と会う時のマナーを知らないだけである。誰にも注意されずに育ったことによって、スマートフォン族が社会人になった時、嫌われる原因となっている。

★瞬時《しゅんじ》に相手の心を読み取るのは才能

スマートフォン族とテレビゲーム、パソコン等の画面育ちの人達は、まず挨拶中に相手の心をつかむことができない。

相手と自分の二秒間の、間の取り方ができない。

挨拶にのってもらえない。相手の前で立ち往生してしまっている。相手に気を遣わせる。こちらに水を向けられるが、爽やかな返事さえ返せない。

挨拶中に、「この人とは仕事を一緒にしたくない」と思わせる。また、挨拶中に、「この人とは恋愛して、生活を共にしていかれない」と思わせる瞬間が含まれている。

誰もが、高収入、高学歴を望んでいるが、それ以前に、高くそびえる見えない壁があることに気がついていない。

挨拶の難しさはどこにあるのか！

人生で、二千人と会うとすれば、二千通りの挨拶が必要になる。その人に応じた挨拶をしなくては、意味がない。

人は、個々性格も好みも異なる。それを瞬時に読み取ることが必要となる。それができることが、才能の一部に数えられる時代に入っていく。

仕事の一部分だけの専門知識を持つ人は多く存在するが、その能力を生かせるようにするのは、人間関係が円滑に行くように、まとめ役である能力者達が引っぱる、そつのない話術に委《ゆだ》ねられているからである。

機械で育って社会人になっていくと、その話術力が欠落していくのである。

★「親の感情が一方通行」で育った子供は相手を思いやる感情が欠落している

感情の片寄りは、子供を育てる上で、子供の気持ちを理解してあげられない親になってしまう。

母親になっても、子供をどう育てていいのか分からなくなる。心の病にかかって、子供を殺して自分も自殺を図るという事態もおこってくる。

子供は、「親の鏡」という一面を紹介しよう。

スーパーマーケットや電車の中、道端で、子供が火がついたように「ギャーギャー」泣き叫ぶ光景を目にする。

あれは、日常生活で子供に対して親がヒステリックなイラ立ちをしているからだ。例えば、子供に「早くしなさい！」と日常で怒鳴りつけたりする光景があると、子供は怒鳴りつけられて育てられているのが常だから、スーパーで気に入ったものを買ってもらえなかったりする普段の我慢を、親にぶつけ返す。だから、火がついたように泣き叫ぶのである。

普段叱られたことがなく、子供の目線で親が説得して教えて育てている子供は、火がついたように泣き叫ぶことはない！

親の感情が一方通行の中で育った子供が成長した時に、相手を思いやる感情が欠落しやすくなる。

親の一方通行とは、

①親が子供の世話を面倒くさいと思って育てる。そして子供が独り遊びできる「ゲーム、ぬり絵」など、とにかく子供を黙らせるものを与える。「積み木、紙ねんど、ぬり絵」などは、一見、教育に良さそうであるが、独りでやることは、相手との交流がないため、人を思いやる気持ちを欠落させてしまう。

②親がコンプレックスの固まりだと、勉強、そして塾通い、習い事通いなど子供は行きたくなくても叱られるのが怖いので行く。

親の一方通行で育てることによって、子供は感情を閉じ込めてしまう。感情欠落や逆切れをして成長していく。そうなると中・高校生の頃、家庭内暴力を起こしやすくなる。

そして子供が成人になった時、「さぁ～社会人だ、稼ぎなさい!!」と言われても、どう会社の人達と向き合っていいのか全くわからない。

何も知らない人間の集まりの中で、どうすればよいのか教えられていない。そのため、荒海に投げ出された状況で、頭がパニックになる。

★人とかかわることが怖くなり、出社拒否になる若者たち

会社入社後、対人関係の問題で悩むようになる。本人にしてみれば、仕事を覚える状況に至らず、頭の中でひしめく対人関係問題の悩みでいっぱいである。入社「四カ月～六カ月」この時期で、新型うつ病の「サザエさん症候群」を出しやすい。

「サザエさん症候群」とは！　月曜から金曜までゆううつ。心も頭もゆううつであり、「早く午後五時～六時にならないかなぁ～」と考えて過ごす。

金曜日の午後、仕事が終わる。「うそでしょ！」と思うほど、同じ人とは思

えないルンルン人間になる。本人は、明日から休みだと思うだけで、幸せ気分になる。

しかし、日曜日午後六時半に、サザエさんの番組が始まる頃になると「明日は会社か……」と思ってゆううつになる。

そして心も体もぐったりして元気がなくなる。食欲もない。新型うつ病を出すのである。そのうち、病気が進むにつれて、出社拒否になってしまう。

さらに、病気が進むことによって、自分の部屋から一歩も出られなくなる。独り暮らしをしている人なら、深夜、コンビニで「カップラーメン」をまとめて買ってくる。四〜五日は、外へ出かけない。

出かけないのではなく、出かけられないのである。

今の若者達は、対人関係に苦しんでいる。だから、人とかかわることが怖くなっている。

そこで、スマートフォンが唯一の友達になるのである。

★挨拶のできる人に成長していれば

現実問題として、自分が心の病にかかっていることを知らないなかで自殺に追い込まれてしまう。訪問者は、痛みも与えず忍び寄る。自分が心の病に患っていることに気づかない。悪魔である。

悪魔とは、相手を怖がらせないように、音も立てずに忍び寄るのである。

もしも挨拶がしっかりできる人に成長していれば、一人、二人の友達はできる。友達は、相手の異変をいち早く察知する存在である。

「君、おかしいよ!!」「医者へ行け！」と注意を促す。

そこで初めて自分が「おかしい」状況に置かれていることを知る。

挨拶がしっかりできるということは、人生を左右する人に出会うことになる。仕事先で友達もできる。恋人もできるだろう。見合いをするチャンスにも恵まれるだろう。ここで言う挨拶とは、ただの挨拶ではない。

相手の心をつかむ挨拶のできる人になって欲しいと心から願います。

人は人によって育てられる

僕の強烈な思い出の一つである。

医師になれて、ほっとしている頃だった。

僕は、勉強に明け暮れて、早く国家試験を受験したかった。その思いが強く、美味しいもの以外は興味がなかった。

そんなある日、病院勤務が終わった。心も体もくたくたになっていた。

唯一、美味しいものを食べることで、一日が終わったと感じる単純な生活をしていた。

麻布十番の美味しい店でオーダーを待っていた。

奥の席が騒がしかったので、女性客が店員を呼んで、静かにするようにと言った。

店員か店長か分からないが「上得意客なので注意できない」と言った。

それを聞いて女性は切れた。

外へ店長を連れ出して「食事中に騒がれたら、食事が喉を通らない。だから、注意してこいと言っているんだ！」と、女性の乱暴な言葉がエスカレートしていった。

「分かりました。店長が注意できないのなら、自分が話してくる」と言い出した女性客!!

「お客様、それは困ります」と店長が必死で止める。店の入口の戸が開いていて、店の中に争う声が入って来た。

表が騒がしいので、奥のお客がそちらに興味を向けて静かになった。

僕は、中間の席に座っていた。奥と表との両方が見えていた。僕の待つオーダーはいっこうにこない。

だが、久しぶりに見る芝居よりも面白い場面に、ワクワクしていた。

店の表から女性客がドカドカと「私は怒っている」とばかりに足音をわざと立てていた。

レジの前に立って、女性は金を払った。

店長が、深々と頭を下げた。

その時、天井が落ちてきたかのような大声を出して女性が叫んだ!!

「二度とこんな店に、来るもんか!!」

それは大声を超えていた。人が怒るとすごい声が出るんだと初めて体験した。

僕のオーダーがきたが、ショックで料理が味わえなかった。人は心にショックを受けると、味覚に影響するという体験をした。

僕は、女性の大声で脳をかち割られた。

女性の大声で、長く眠りについていた脳がゆり起こされたのだ。

「自分はどこへ向かおうとしているんだろう」と思っていた答えが出た。

どんなに努力したって、僕の能力では立派な医師にはなれない。

自分にしか出来ない「患者さんの気持ちに寄り添う医師を目標に置こう！」

その一日一日で学び、自分を太く大きくするしかない。直感的なひらめきであった。

自分の人生のプログラムが比較的早く決まったことが幸いであった。

人に何を言われても、そんなに心は揺れなくなっていた。僕にとっては、それが幸せに思えた。

麻布十番で天井が落ちてくるような大声に出会っていなかったら、

僕の脳は眠ったままでいただろう。

ただ医師を続けて、人が何か言うたびに心は揺れ、どう生きていけばよいのか分からなかったに違いない。

個人（僕）独りの能力なんてたかが知れている。だが、他人がかかわってくれることで、大きな力を発揮できる。

「人の魅力はそこにある」

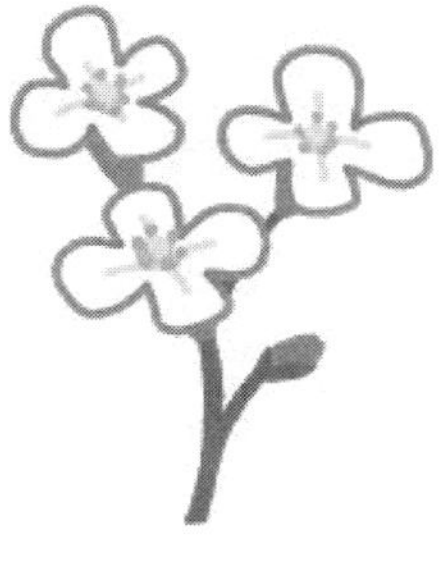

6

怒りの感情が溜まると
メタンガスのように大爆発する

★一瞬の威力は時として殺人に発展する

人が怒る。その怒り方に度数がある。

相手に少しぶつかった。「謝る」ですむ度数をⅠとしよう。

その人が出勤前に、妻か恋人とかと、「昨夜の帰宅が遅かった」等で、喧嘩をしていたことと、重なっていた。家での喧嘩、途中で人にぶつかる出来事が続くと、怒りの度数はⅢ～Ⅴ度になる場合がある。

相手にケガをさせるまで殴る、蹴るの行動に出てしまうことがある。

表面上は些細なことだと他人は思うが、悪い感情の固まりの「ストレスガス」は無色透明だが、まるでメタンガスとそっくりの威力である。工事現場で何かの火がつくと、大爆発をするあれだ。

人の怒りの感情が日々溜まる状況での生活は、とんでもない力を発生させる。怒り度数はⅤ～Ⅶまであがり、人が普通にもつ力の「五～六倍以上の威力」になる。一瞬の力は、時として殺人に発展することもある。

★満月になる二、三日前、突然暴れ出す患者さん

僕が病院勤めをしていた頃、夜勤があった。

月が満月になる二〜三日前は、患者さんが突然暴れる夜があった。空に向かって叫び声をあげる人もいた。

一人の男性患者さんを職員二人、看護師一人そして僕も加わって四人がかりで静めようとしても収まらない。警察の方二人が加わり、六人でやっととり押さえたような状況もたびたび起こっていた。

人のストレスエネルギーは一般の人には知られていない一面がある。それは、それは、言葉に表現できないぐらいで体から湯気が立つほどの興奮状態が起こる。

科学者ではないので、言い切れないが、月が満月に近づくと引力が人のストレスエネルギーを押さえつける。その時人の言葉で切れたり、また自分の嫌いなものを見るなどの刺激がストレスエネルギーをついて爆発を起こし、暴れる行為になるのではないか。

満月の夜近くの夜勤の時、必ず僕は打撲傷を負っていた。患者さんに、いきなり壁にぶつけられる、いきなり殴られる、などがあった。

入院患者さんは、部屋の一角で日々を過ごす。音もたてずに、静かにストレスエネルギーを溜めていくのだろう。医師が部屋に入ったことでストレスエネルギーが刺激される。溜まっていたストレスエネルギーが強烈な爆発を見せる。防ぎようもなく、僕は壁にぶつけられる。その恐怖、痛みに耐えてきた。

それからすでに30年も過ぎたというのに、風邪で高熱を出した夜は、決まって「壁ドスーン！」の夢を見る。夢なのに、体に痛みが走る。風邪の痛みだろうが、夢と現実をさまよわせる高熱であった。

表面から医師という職業を見ると、多くの苦労があるようには感じられないかもしれないが……楽ではない仕事である。

他の科を選択したとしても、その科独特の苦労がついて回るのが医師の世界である。「治って当たりまえ」と患者さんは考えているので、治療が長びくと苦情の出る世界である。

父親は外科医だった。そのため、僕は「ボッチャン」と言われて育ってきた。ひ弱で怖がりだった。その「ボッチャン」が壁にぶつかっているとは、誰も知らないだろうなぁ〜。自分でもおかしくなって運転しながら大笑いして、ストレス解消しながら帰宅した。

「壁ドスーン」の勤務が続くたびに、ひ弱な自分が、竹の子の皮がはがれていくように少しずつ精神が太くなっていった。あの時の「ボッチャン」はもうどこにも見当たらない。それでも辛い日は誰かに泣き言を言いたいことがある。

その誰かが見つからない。

幸いにして、愛犬の柴犬がドアの向こうで前足を交互に動かして「早くドアを開けろ」と催促《さいそく》している。

「今日は一日大変だったんだヨ！」

泣き言を話しかけると、そんなことはどうでもよい、早く散歩に行こう、早く美味しいものをくれ！　とせかしてくる。

テーブルの上のボールをくわえてきて「投げろ」と命令される。投げないと納得しないので、つき合うしかない。

「眠いぞ!!」と思ったら、時計の針がいつしか一二時を回っていた。さっきの泣きたい気分は、消えていた。愛する人や愛する犬は、流れる時の中でつらさを食べて、くるんでくれるんだと知った。

★人は人から知識をいただき、自分を成長させる

人にかかわりたくない、とスマートフォンを手離せない人達が多くなっているが、人は独りでは絶対に生きていけない。それを知るのが、病気になった時

とか、職を失った時である。

スマートフォン時代の先に待ち受ける孤独が作り出す心の病が増えてきている。

人は、人と楽しく会話をする。人から知識をいただき、自分を成長させるようになっている。生きる基本が崩れてくると、根っこのない木のようになって、人は倒れ、枯れてしまう。

かつて「祖父母、両親、子供…」が一緒に暮らしていた時代は、祖父母に「挨拶しろ」「謝りなさい」と厳しく教えられた。毎日の暮らしの中で、自然に常識やマナーが身についていた。

それが、今では、両親と子供の少人数家族になり、塾通い、おけいこの練習で家族は、ばらばらに食事をとるようになっている。

子供にゆっくり注意したり説明したりする余裕がなくなっている。そこで、新時代の事故が起きてしまう。今、その渦巻きの中にいる。

★突然起こる恐怖事故

「挨拶上手」がこれからの時代の才能の一つに数えられる。
「謝り上手」がこれからの時代には、生き抜く才能のひとつになっていく。

それが証拠に「切腹最中《せっぷくもなか》」が街で売れに売れている。謝りに行くサラリーマンの手みやげになっている。

スマートフォン時代の現在、友達ができにくく、いても少ない。人間関係がゴタゴタする体験をしてしまうことで、人と接するのが面倒臭いと思ってしまうようになっている。

スマートフォンが友達であれば、ゴタゴタすることもなくなる。今を生きている人の多くがスマートフォンに逃げているところがある。

別に悪いことではないが、「独り遊び・スマートフォン遊び」をしていると、自分が知らないところでストレスエネルギーを溜めていることを知っておこう。

ストレスエネルギーが溜まってくると「電車の中でぶつかってこられる」「足を踏まれる」「電車が急ブレーキをかけた時、尻を触られる」など日常生活の一部の面で腹を立てやすく、怒りっぽくなっている。

ちょっとしたことが大事件になる。これが今の現実である。

ストレスエネルギー「別名、不満エネルギー」を溜めると考えられないことが起こる。

「あれあれ」と思うスピードで、坂道から自転車が猛スピードで走ってきた。ハンドルさばきも簡単でないスピードなのに、片手にスマートフォンをにぎっていた。当然、歩行者二人をはねてしまった。

歩行者は、歩道のサクを乗り越え、車道に飛んでしまった。「車がきたら死んでしまう」。運良く、車は急ブレーキをかけて助かった。

だが！　急ブレーキだったために、後ろの車がガシャーンとぶつかってきた。すぐサイレンを鳴らして、あわただしく警察がきた。

そこから先は、警察誘導があり、分からないのであるが
・自転車に乗っていた人……一人
・歩行者……二人
・車道の車……二台
・そこに乗り合わせていた人……数人
これから先に始まる裁判と、治療費数人分、謝罪、眠れない夜が続くであろう！
突然の恐怖事故は、たった独りの身勝手な行動から起こっていくのである。

★これからの時代、まともに挨拶のできない人は、危険人物

日頃、正しい挨拶ができる人は、心に余裕がある。してはいけないことの常識を考える余裕がある。

してはいけないという判断能力は、一秒の世界である。挨拶も人と顔を合わ

せた一秒の世界である。この一秒が遅れると、相手が先に挨拶をする。それが会社の先輩や上司だったら、常識のないヤツと思われる。

相手に嫌なやつだとの印象を与えてしまうのは、「一秒という間の世界が、作り出すこと」である。

日頃、上手な挨拶を考えている人、日頃、挨拶を重要視している人は「間《ま》」の取り方が絶妙にうまい。

一秒の世界で好印象を相手に与える。最初の好印象で、相手をトリコにさせる。そんな洗脳力があることをほとんどの人達は頭に入れていない。

だから、挨拶を面倒臭がる。最初の重要な役割を、面倒臭がって省く。

全く自信のない状況で、仕事や恋愛を始めても、なかなかうまくいかないのは当然だろう！

人と接したくない気持ちは、分からないでもないが、生きていく上では絶対に必要なマナーが挨拶である。

祖父母達と暮らしていた時代は、ここでわざわざ話をしなくてもよかった。家庭教育としてできていたマナーである。

しかし今は、両親が共働き、子供は孤独。塾へ行ったり、手の平サイズのゲーム機で時間をつぶす時代である。

常識が身についていない子供が成人した形になっている。対人関係で悩むのは、当たり前である。成長過程で人と接していない。成人になったからといって、すぐに人と接することができる訳がない。

人と接する最初の挨拶が、才能の一部になる時代になってきたと申し上げたい。これからの時代は、まともな挨拶ができない奴は、危険人物と思ってもよい。

全く関係ない相手に、初対面でいきなり喧嘩を売られたりする時代に入っている。人々のストレスエネルギーが溜まりすぎた中にいることを知っておこう。

また、一方では駅の柵、壁を叩き蹴る行為に出る人もいる。器物破損でつかまった人がいる。家族と連絡がとれない、警察に三日泊まったあげく、罰金を支払うことになるのだ。

★人を避けることから始まる、知られざる世界「孤独病」

「人と関わりたくない」と思っている。心の病の入口に立っている。自分では気づかない。「孤独病」の始まりである。

孤独病は、人を避けることから始まる。そして「閉じこもり」がちになる。うつ病を発症する人もいる。また性格異常になったり、風呂場を覗き見して捕まる人もいる。

世の中にそんな患者さんが増えているのに、精神科に通院していない。隠れた患者さんがいることを知っておくと、被害が少し減るはずだ。

「挨拶」と「ゴメンナサイ」を相手に言う。相手ににらみつけられる。相手は、少し危ない人である。「挨拶」と「ゴメンナサイ」は、相手の心を診断する一秒の世界である。心が健康な人は、相手が謝っている時に、にらみつけたりはしない。

腹がたっていても、表面では「いいのヨ！」と言ってくれる余裕がある人が心の健康を保っている人である。

人と話すことで「笑う」、人と話してけなされて「怒る」感情が、横と縦との糸を織りなし、「考える、想像する」ことが出てくる。

想像するから、「おかしくて笑う」。想像するから「困る」という人の心が組み立てられていき、「情愛」が生み出される。相手を想いやる心が生まれる。

しかし人と関わりたくないと思って、関わらないで生活する。そうすると、知らず知らずに笑うことを失っていく。

笑うことが少なくなると、脳内分泌物の「セロトニン」が減少して、うつ病になり閉じこもってしまう。

人に関わりたくないと思ってしまうことで、人との会話が減少してしまう。

「情愛」という、相手を想う気持ちが欠落してしまう。

自分がしたいことだけをする。身勝手な行動をするようになる。他人に迷惑をかけても謝らない人間になってしまう。

孤独病にかかると、常識では考えられない行動を突然してしまう。そこで、全く知らない人達が被害にあう。

孤独病は未来の病気になると僕は考えている。孤独病はまだ世の中で発表されていない未来の病気である。

7

身勝手な孤独病

★自分のペースで行動して、人と全く接したがらない

• 孤独病の症状として、自分勝手な行動を起こす。
スマートフォン、インターネット、機械類とだけで生活することによって、人と人との間《ま》がとれなくなる。当然、相手を想いやる気持ちが削ぎ取られているので自分のペースで行動してしまうのが特徴として出る。
機械類とだけで生活する状態が自分のペースになるために、自分のペースの行動しか取れなくなる。悪い習慣が身についてしまう。
• 人と全く接したがらないために、「笑う、話す」ということが減少する。脳内分泌物が減少することになる。
• 体に関節の痛み、体の浮腫などの変化が起こってくる。
体の細胞修復または細胞再生が衰える。そのことで、関節の痛み、体の浮腫

が出始める。

●症状として、常に体がだるい、ヤル気が出なくなる、身支度をしたがらない、ひげ剃りが面倒くさい、風呂に入らない、悪臭がただよう。

だが、自分が買いたいものがあると、電車に乗ってまで機械部品などを買いに行く。電車の一ｍの周辺は臭くてたまらない。

●うつ病との違いは、うつ病の人は、外へ出たがらないが、孤独病の人は「自分はこれが欲しい」と思ったら、悪臭をただよわせても出かける。

だから、他人はすごく嫌な思いをする。

さらに、病気が進行すると、機械類だけに囲まれての生活「ＴＶ、スマートフォン、インターネット、パソコン等」だけで、人とは全くしゃべらなくなる。

ストレスエネルギーは日々蓄積されていく。イライラする症状が溜まりに溜まるが、人と話さないためにストレスは発散されません。

★自分でストレスエネルギーを溜め込み爆発させる

溜まりに溜まったストレスは、物を力いっぱい蹴る、壁を叩くといった行動に出る。

親に勉強しろと常に言われて育つと、親の重圧で家庭内暴力が始まったりする。不良になって親を困らせる症状もある。それらは、親の重圧によるという理由が明らかである。

それらの心の病とは異なり、新しい孤独病は、自分で勝手な生活をして、回りをこまらせる。

ストレスエネルギーのガスは威力が強く、破壊力も強い。

全く知らない人に対して、ストレスエネルギーガスを爆発させる。

「殴る、蹴る」は、人を殺す威力がある。機械の影響による、新たな、知られざる世界が幕を開けてしまっている。

自分は何も悪いことはしていないのに、見知らぬ人に危害を加えられることは許せない。

危害を加えられたら、どこに怒りを持っていけばいいのだろう。残念ながら、身勝手なことをして、ストレスエネルギーを溜め込んだ「奴」には、謝罪金を払う能力がない人が多い。

★利《き》く薬のない新型孤独病

ここ三〇年間、神経ハゲである円形脱毛症の薬が開発されている。

ここ三〇年間、心身症、アトピー性皮膚炎、耳鳴り、吐気、下痢、便秘、イライラ、動悸、めまい等の症状に効く薬が開発されている。

ここ三〇年間、うつ病患者さんの薬も、自分の体調に合う薬を変えていくことができるまでに開発が進んできた。

しかし、困ったことが今起こっている。「孤独病」と名づけた理由は――「孤独病」の人が、親を困らせる。閉じこもる。働かない。好きなものは親のお金で買う。自分の好きなこと以外は全くしない。

困り果てて、親が相談に来た。「うつ病の薬」が効かない、「心身症の薬」も効かないことが分かった。人の話を聴く人ではないのが「孤独病」である。

だから、カウンセラーの話など聞きに来ない。予約してその場はしのぐが、予約日に来ない。

要するに、薬を本人と相談して、出したいが、来ないのである。

母親に金をもらって、病院、クリニックへ行くと言って出かける。金をもらう理由ができて、本人はルンルンで電気製品を見に行ってしまう。病院費を貯める。そして、好きなことに使うのである。

孤独病は性格異常者によく似た行動をするが、性格異常者の薬は全く効かない。

母親が薬をもらっても、全く変化がないと申し出てきて分かった。本人は通院していないことを母親に告げた。そんなことがあり、本人を問いただして、初めて多くの問題が明らかになった。

母親の前で、薬を飲むフリをして、プラスチック容器の水を飲んでいたのだ。

孤独病は、人と逢いたくないという理由から、機械類に囲まれ生活していた。爆発力のストレスガスの威力を持つ病である。

ある日、予告なく、爆発させるストレスガスは周りを巻きこんでしまう。三〇年前に、病院で夜勤をしていた時の経験があるから、人が溜めるストレスエネルギーのガスの威力を知っている。だから僕は驚かないが！　一般の家庭の人、市民は驚くだろう。漫画の本に髪の毛が逆立っている絵があるが、人間のストレスエネルギーガスの威力は、漫画の本そのままである。

今のところ、孤独病に効く薬はない。いかにして日々の生活でストレスエネルギーガスを少しずつ吐き出すかしか対策はありません。

★病気と思わないことが放置原因

学童期の九歳、一〇歳頃からゲーム機械にはまって、中学、高校に進む。そしてインターネットに向かう生活環境が多くなってくる。友達とスポーツをして遊んでいない。

さらに、大学に入ってもケイタイ、スマートフォンの生活となる。そして社会人になっていく。

上司、同僚との人間関係が円滑にいかなくなる。そうした理由の過去をたどってみる。

独り遊びが「九歳から二六歳」と一五年間にわたる。この一五年間で、ストレスエネルギーガスを溜めこんでいる。その年数の長さで「孤独病」を作り上げてきている。

発生しても、体のダルさ以外はなく、病気と思わないことが放置原因となり、ある日突然家族の普通の会話で「早く起きなさい！」と言われた。その一言で威力のある爆発をしてしまう。

孤独病は、一度爆発の口火を切ると、一カ月に一度の割でストレスガスを吐き出すようになる行為が見られる。

九年間、一〇年間溜めていた「ストレスエネルギーガス」で爆発を起こすこともあり、今までの精神科の薬は効きにくい点が特徴である。

迷惑行為を家族だけでなく、突然他人に向けると、そのことが風のウワサで近所に知れ渡る。

●時として慣れ親しんだ場所を引越しすることになるかもしれない。例えば、訳があって引越しした家族は息をひそめて生活するようになる。そこで、家族がうつ病になりやすい。

●もう一つは、引越しした環境に、体が慣れようとする力が働くことがストレスエネルギーガスを溜めやすくするということで、引越し先で家族がうつ病を発生させやすくなる。

自分の子供が孤独病になることで、普通に暮らしていた生活が、一転、二転してしまう。

親は子供の幸せを願って、子育てにお金をかけて、塾に行かせるが、機械生活になっている今は、少し考え方を改めなくてはならない。

人が成長していく上で必要なものは！

1番：親の愛情（スキンシップ）

2番：食生活

3番：太陽に、一日一五分程度浴びる

4番：人と人とが「話す、笑う、怒る」と、考える反省時間

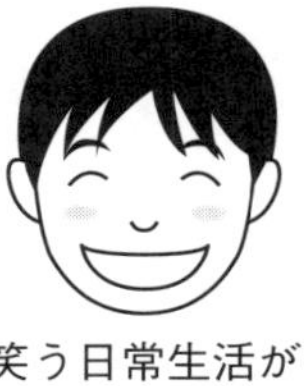

笑う日常生活が
大切です

5番：学習、スポーツ、特技を育てる、日常生活

そしてさらに、

●子供の頃から家の手伝いをさせる

●家族の一員としての責任を植えつける。「社会人としての常識を教える日常を心がける」

機械社会の発展により、ここ三〇年間で徐々に「1番、3番、4番」が抜け落ちてきている。親が共稼ぎで忙しい日常である。親とスキンシップが少なくなっている。

そうした環境で育った子供達は、二六歳～三〇歳で孤独病を発生しやすくなる。

1番、3番、5番が抜け落ちて育つと、成長と共に対人関係に弱くなる。すると、引きこもり、独り遊びをするようになってしまう。そういう現実が浮きぼりになっている。

世の中に隠れた患者さんが増える理由がおわかりいただけたと思う。

★「挨拶と謝罪」ができる人でなくてはならない

精神科に通っている患者さんは、「病院やクリニック」でスタッフと医師、デイケアの人達と少なからず会話をして、薬ももらっている。本人に病気だという自覚がある。自殺の恐れはあるが、他人をいきなり傷つけることは少ない。患者さんを怒らせなければ問題は少ない。

私が言いたいことは、世の中に隠れ患者さんが、あまりにも多くなってきている、ということである。一般の人達が知らないと被害に遭ってしまう。

現実に、人が集まる駅などで、全く知らない人に殴られる事件が起こっている。人とぶつかったら、即座に、「謝罪」が言える人でなくてはならない。社会背景が慌《あわ》ただしくなってきている。

身を守るための、「謝罪」ができない人は、相手に殴りかかられる確率が高いと言いたい!!

捨てられた小犬

僕は大学研修医の後、大学病院に一〇年勤務したが、その頃までは、阿呆なのに潔癖症であった。汚れた物が大嫌いで、触りたくない。不潔恐怖症の一歩手前に立っていた。

その後、開業した。開業した当初は、患者さんは数える程度だった。外科医の父は患者さんを沢山抱えていた。日々嫌でも比較される。心の中で「開業なんてしなければ良かった」と思っていた。

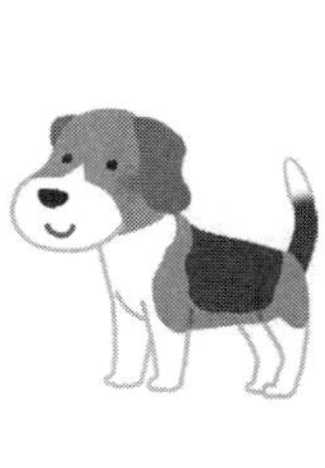

飛び出して日曜日にゴルフに行った帰り道に、車のタイヤの調子が悪いのかもしれないので、高速に乗る前にタイヤのチェックをした。

田舎道に車を止めた。

その時「ヒィーヒィー」と死にそうな声がした。

普通の鳴き声ではない。気のせいか？「ヒィ～、ヒィ～、ヒィ～」と鳴いていたその音が止まった。きっと気のせいだ！

車体の下を覗くと、……やっぱり「ヒィ～、ヒィ～」と声がする。雨が降りしきる中で、声のする所を突き止めた。

草むらに小犬が捨てられている。トランクからゴルフクラブを拭くタオルを出して、小犬をくるんだ。

車のタイヤのことなどそっちのけで、くるんだ小犬を股ぐらにはさんで運転を始めて二～三分で悪臭に気づいた。再び車を止めて、悪臭の元を捜した。「くるんだ小犬」だった。

犬の毛を割って見ると、「うじ虫」がいた。これは大変だ！四〇分かけて、近くの獣医《じゅうい》さんを捜した。

診療時間が終わっていたが獣医さんに無理を言って開けてもらう。頼みに頼んで、小犬を診察してもらった。獣医さんは、バリカンを持ってきて、体の毛を全部刈り取った。うじ虫に食べられた皮フから血がにじんでいた。僕の手の平《ひら》に乗せられるサイズの小犬であった。「血管が細いので、抗生物質の注射針が刺せない」と言われた。体温を下げないように注意された。あと、二四時間がヤマだと言われた。

急いで、東京まで車を走らせた。自分のクリニックに行って、抗生物質を取り出した。粉にして、ミルクと一緒にスポイトで口に入れた。「ゴクン」と飲んでくれた。

もしかして、生きてくれるかもしれない。祈る気持ちで、ガーゼに化膿止めを塗って、体全体に巻きつけた。その上からガーゼで、体温が下がらないようにした。くたくたになった。自宅へ連れて帰った。

眠い。枕元に小犬を置いた。小犬の目の横から白いうじ虫が出てきた。毛抜きで、うじ虫を取った。次から次へと出てくる。眠いけれど痛々しくって、ほっておけない。朝四時頃まで、虫を取り続けた。二時間ぐらい寝てから職場へ行った。

目薬をさしてあげたかった。夕べ、化膿止めをつけたガーゼをそっとはがした。ガーゼに一〇〇〜二〇〇匹のうじ虫の死骸《しがい》が鈴なりになっていた。それには、さすがに腰が抜けた。

新しい薬を塗って、体全体にはりつけた。痛がって「ヒィ〜、ヒィ〜」鳴くが仕方ない。

そうして五日間が過ぎた。体のうじ虫はガーゼに付かなくなった。薄ピンクの肌になってきた。嬉しかった。すごく嬉しかった。親が子供の病気が治って喜ぶ気持ちと同じ感情だろうと思った。

日々元気に育っていった。大きくなっても水に恐怖心がある。散歩で太鼓橋《タイコ》を渡る所に行くと、前足をブレーキかけて、テコでも動かなくなる仕草を見せる。

仕方なく、抱きあげて橋を渡る。重いのだが、生きてくれたことを思うと我慢できる。雨が降りしきる中で、捨てられた記憶があるのだろう。「水と独りになる」ことが嫌いである。

出かける時に、くつ下をはく僕の前で狛犬《こまいぬ》の姿になって見ている。出かけることを知っているのだ。

仕事カバン、散歩のカバンを持つと、玄関の所で待っている。まだ首輪もしていないが玄関にいる。ぐずぐずしていると、「何をしているんだ」と見にくる。

散歩で、芝生で遊んでいても、どんなにボール遊びをしていても、僕の車のエンジンの音がすると飛んでくる。うじ虫だらけだった子がこんなに利口になるなんて信じられない。

命は光っていると感じる。「置いてけぼりにならない」ように走ってくる姿に光を見る。僕の目がしらが熱くなる瞬間がある。

散歩中に九〇歳の老人が犬に話しかけてきた。

話の中で、うじ虫のことがぽろっと出てしまった。肉が腐る時は「くさい、くさい悪臭がするだろう」と老人は言った。

僕がうなずくと、老人は「ビルマに戦争に行っていてね。負傷した兵士が死ぬ前に体が弱ると、ハエが飛んできて、負傷した兵士の体に卵を産みつけるんだ。今にも死にそうな体には、うじ虫がわいていて、生きているのに、うじ虫だらけで気の毒な姿になる。その悪臭は、すごい」と教えてくれた。

「だから、この子が臭かったんだね！」

そんな人達に支えられて、今の日本があるのだと思った。まさか、こんな所で、奥深い話を教えてもらえるなんて思いもしなかった。

老人を大切にしていこうと思った。

8

孤独病の改善法

★毎日太陽に二〇分間当たるようにしよう

孤独病は、子供の時ならば、改善法がある。毎日、太陽に二〇分間当たるようにしよう。朝日の美しい時間が良い。

食事をバランス良く取っていても、一日に一回太陽に当たらないと、カルシウムの吸収が悪くなる。骨折しやすい体になってしまう。また、日光浴をしないと、食事で摂った栄養がビタミンDを作り出せない。クル病を発生しやすくなってしまう。

太陽を嫌がると季節感を感じとれなくなる。すると知らず知らず無感情になる。そこで独りになりたがる傾向がでる。孤独病に近づいていく。

人は、生命を持つ生物である。

植物も生命を持つ生物である。日光が当たらない植物は、葉っぱが徐々に黄色になり、地面にポロッと落ちてしまう。そして木は病気になり枯れてしまう。生命体を持つ人間、動物、植物は、日光浴によって栄養吸収をするようになっている。

★日光浴によって体内時計を正しく働かせて、前頭葉の働きを正常にしよう

それだけではない。日光浴によって、体内時計が正しく働くようになっている。「今は朝だ！」「昼だ！」「夜がきた！」と脳中枢が体内時間のバランスを取っている。

日光に全く当たらなくなると、体内時計が狂ってくる。時間をかけて、人は季節うつ病を発生させやすくなる。季節うつ病にかかると治療が数年かかる。日光浴をしない人は、様々な心の病と皮フにアトピーを出したりする。また、心で「自分も将来あの人のようになりたい」と思う想像力が欠落してしまい、

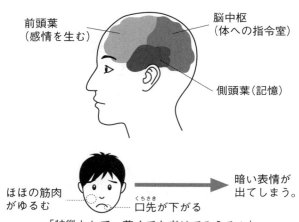

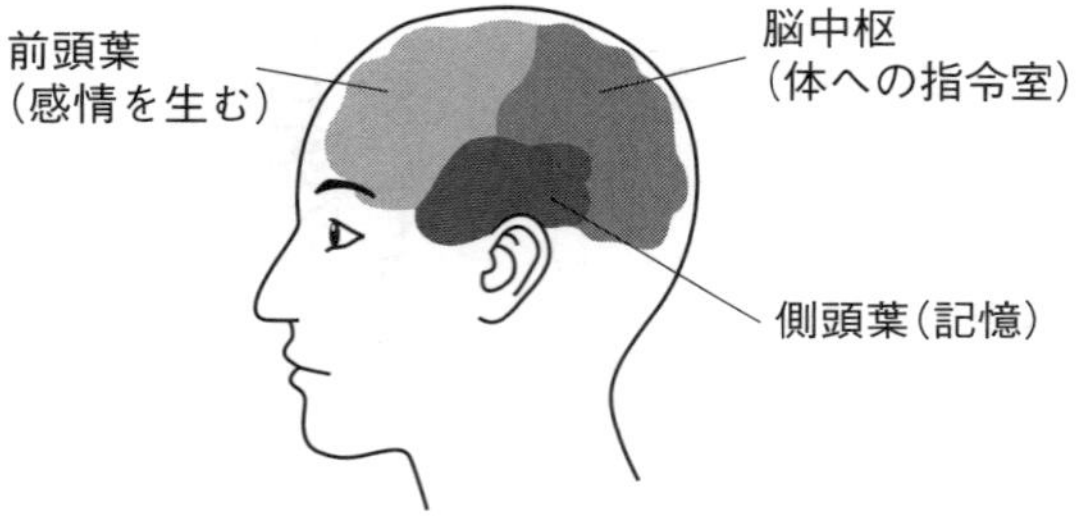

「特徴として、若くても老けてみえる！」

夢も希望も抱けなくなる。
　想像力を持たせる脳の一部にあたる前頭葉の働きが鈍るようになるためである。
　そして前頭葉の働きが正常でなくなると、心の病を発生させやすくなる。
　さらに、前頭葉の働きが悪くなると、心の病だけでなく、顔の筋肉がゆるんでしまう。
　人の健康を守ってくれるのが、太陽光線なのである。命の源と言っても過言ではない。
　女性は日焼けを嫌がる人がいる。若い時は日光を嫌っている。やがて三〇歳を過ぎる。三五歳〜四〇歳で厳しい更年期障害に悩まされることになる。女性ホルモンが減退することで、更年期障害が起こるのであるが、一方でカルシウムも減退して骨折しやすくなる。

若い時から海に行って、泳ぐ、サーフィンをするなどで日焼けしている人は、ケガをしたとしても、早く治る傾向にある。目に見えない所で太陽光線の恩恵を受けているのが、全ての生きもの達である。

その一部に人間が入っているということを忘れないで欲しい。

★一人で時間を過ごさせない親の配慮が必要

学童期の生活環境が孤独病には大きく関係している。

脳の発達が著しい「九歳、一〇歳、一一歳、一二歳」、そして大人の脳の重量に成長する一二歳頃、一生を生き抜く基本土台ができる。

「脳と体の成長」そして、「常識マナー」が学童期に植えつけられる。生活環境が大切である。人の冷静さ、判断力が決まる時期でもある。

機械に囲まれ、共稼ぎの両親を持つ子供は「TVゲーム、スマートフォン、パソコンをいじって時間を過ごす」自分中心の生活が基本土台を作り上げてしまう。

子供にとっては知らず知らず作り上げられてしまった自分中心の生活で、他人との接し方が下手になってしまい、将来、孤独病が待ち受ける。


孤独病にかからせないためには、独りで時間を過ごさせない親の配慮が必要である。


スポーツ、習い事のクラブに入れて、上下関係を身につけさせるようにしよう。野球部、サッカー部等は、日光に当たる時間も長い。

両親の帰宅に合わせた運動を考えよう。スポーツクラブに入れない時は、夕食後両親と一緒の時間を過ごすようにしよう。「散歩で、街そして村の歴史を教えてあげる」など会話のドッジボールが沢山できる話題を考えることで、子供の想像力を膨らませれば、夢を見ることができるようになる。

両親としっかりコミュニケーションが取れていない生活環境だと、子供が成長してこれから稼ぐといった二五歳～二六歳頃に、孤独病を発生させることもある。孤独病を突然発生させてしまうと、仕事もできなくなる。

そうなると親は、老後の世話をしてもらえないどころか、年をとった親が子供の世話をすることになる。

息子は、夜になると溜まりに溜まったストレスエネルギーガスを他人に向かって爆発させる。何度も傷害事件で弁償金を支払うことになる。

いくら、金持ちの親でも、弁償金がたび重なると将来が不安になる。


孤独病は長時間、何年もかけて発生していく病気である。

脳中枢機能が弱くなり、身勝手な感情が強くなる傾向が出る。

「人がぶつかってきた時」や「人の一言」で切れてしまうなど常識ではやっていけないと分かっているが「脳中枢」の判断力が弱くなり、感情的な面が強くなってしまう。そこで、殴る、蹴る等、体力を使い果たすまで行ってしまうのである。

一般的な言葉で言うならば、冷静さがなくなった状況で、他人を殴る、蹴る行為をしてしまう。

孤独病は他の病気と異なり他人を傷つける傾向がある。そして相手側は怖さで、あとあとに心身症を出してしまうのである。

★孤独病を治すには、強い意志を持ち生活習慣を改めるしかない

子供の脳は特に、九歳、一〇歳、一一歳、一二歳に急成長して、大人の脳と同じ重量に近づく。個人差はあるが、そのあたりが目安となっている。

その時に機械に囲まれて成長することで、機械が唯一の友達という感覚が植えつけられる。

犬でも猫でも、生まれて最初に多く接した相手を友達とか親として脳に植え

つけられることと似ている。

人間の場合、脳は五つの部屋、「前頭葉、側頭葉（左右）、頭頂葉、後頭葉」に分かれている。個々の部屋が、精密な働きをする。

特に、子供の頃に強い刺激が与えられてしまうことで、一生の記憶倉庫にしまわれて残ってしまう。人生の基本土台が作り上げられる学童期には、家の手伝いをさせるような体験記憶を重要視していただきたい。

心の病である孤独病を発生させたなら、そこに効く薬はないに等しい。治すには、強い意志を持って生活習慣を改めるしかない。

9

テクノストレス症候群と孤独病

★検査ではみつけにくいテクノストレス症候群

約一〇年前から「テクノストレス症候群」が症状を出している。パソコン、インターネット、TVゲーム、スマートフォン、ケイタイ電話など、機械また機械と接しての毎日の生活になってきている。

ある日突然！ 体の異変が出る。しばらくすると、目の奥の痛みは消える。次に耳鳴りが突然起こる。またしばらくすると、耳の中で騒いでいたセミの大群は、どこかに消えてしまう。

次に突然肩凝り、頭痛におそわれる。テクノストレス症候群の肩凝り、頭痛は、頭痛薬が効きにくい特徴がある。

同じ姿勢で前かがみで毎日長時間、機械類と向かい合うことで脊髄液がもれてしまうことがある。その時の頭痛は、薬が効かないし痛みが続く。

困るのは、病院で検査を行っても、脊髄液のもれは、見つけにくいことが多い。そこで、痛みと闘う日々が長く続くことがある。

そのためテクノストレス症候群を発生させると、会社を一〇日以上休むことになる。会社へ復帰できても、自分の居場所がなくなることもある。

同僚からは、

「この忙しさの中、長期休暇でいいなぁ～」と言われたりする。


テクノストレス症候群は、困ったことに、一日、二日では治らない病気であり、一度発生させると、長時間機械と向かいあうことを続けている限り、次の痛みを簡単に発生させる。

例えば、腰の痛み、目の奥の痛み、強い肩凝り、耳鳴り、……その人の弱い所を直撃する。それが日変わりで起こってくる人もいる。

機械類と向かい合わないと、仕事が先に進まない職業の人もいるので、治しづらい一面がある。

★テクノストレス症候群の症状

- 目の奥の痛み
- 耳鳴り
- 気分がゆううつ
- 吐き気
- 強い肩凝り
- めまい
- 電話が鳴っていないのに、ケイタイ電話の震動を感じる
- なかなか睡眠できない
- スマートフォン画面を常に気にする行動が出る
- イライラして怒りっぽい
- 雷が落ちたような頭痛
- 朝起きられない
- 友達から誘われても外出したくない

さらにすすむと、機械類から離れられない、引きこもりが始まる。人に会い

たくない「うつ症状」も発生する。

★テクノストレス症候群と孤独病との相違点

テクノストレス症候群は、イライラ、怒りっぽくなるが、主に本人が心の痛みと闘うことが多い。そして本人が寝つけない、朝起きられない、遅刻が頻繁になる。

上司から叱られる。一日また一日と信用を失っていくことで、本人は心の葛藤で苦しむようになる。「テクノストレス症候群」の痛みと、うつ症状の複合症状を出してくる。

孤独病になると自分では押さえ切れない感情が溜まり続ける。それがストレスエネルギーガスになり、何でもない一言で大暴れすることになる。

例えば、親の一言、「仕事を探して働きなさい！」とか、上司からの一言、

「もっと手際よく仕事をしたら！」と注意されたことに、イラ立ち、ストレスガスを溜める。

家に帰ったとたん、家族に殴りかかることもある。家に帰るまでストレスガスを押さえ切れない時もある。駅で人が混み合っている、人がぶつかる。他人にいきなり殴りかかる。止めに入った人まで殴ることもある。

孤独病のストレスエネルギーガスが突然爆発すると事件になる。事件になると、本人は退職に追い込まれる。そして、家族は謝罪金を支払うことになる。そうしたことから、離婚話にまで発展することも珍しくない。

人の幸せな生活は「些細な出来事が、思いもよらない亀裂を生み出してしまう」と言っておきたい。

子供の時から、一番近くにいる家族に対して、礼儀正しい「言葉と態度」を身につけなくてはならない。

一歩、外へ出た時、日常生活、特に家庭生活でできていないマナー（常識）

が外で急にできるものではない。きちんとした常識が育っていない人は、大怪我をする社会背景になってきている。

孤独病にかかる人達は、親にお金を手渡され、好きな物を買って食べる。塾に行く。帰りに好きな物を買って帰る。ＴＶゲームをしながら食べて、親の帰宅を待つ習慣が身につく。こうした、一日一日の積み重ねで、ついた習慣は、大人になってから治せない。

一日一日の積み重ねで、自分勝手な人間を形成してしまったなら、親が注意したぐらいでは治せない。

★孤独病は時間をかけて進行していき、突然暴れ出す怖い病気

身勝手な人間形成が行われた上で、機械類に囲まれたテクノストレスが重なり合って、孤独病が作り上げられる。

テクノストレス症候群は、脳疲労から生み出される病気である。脳疲労は、人の生命を左右する自律神経と大きく関連している。

様々な体の不調を出してきているうちは、医師に相談することが多く、治療に踏みきれる。


しかし、全く新しい孤独病は、テクノストレス症候群で脳疲労を生み出すが、体の痛みとしてはほとんど出ない。だから、医師の診断を受けない。

この脳疲労が、イラ立ち、不満と言った形で、ストレスエネルギーガスをどんどん溜め込む。そこに、小さな刺激が加わる。すると、ストレスエネルギーガスが爆発してしまう。

いきなり、他人を巻き込む。殴る。蹴る。手元の傘やカバンを振り回す。そして事件を起こしてしまう。

孤独病は、時間をかけて年数をかけて成長していく病気である。特徴として、「体の痛みを出さず、進行していき、突然暴れ出す」家族でも手がつけられない怖い病気である。

- 孤独病は、生活習慣として機械類と長時間向き合っているうちに、人と接する時間が少なくなる。そこで感情をコントロールする力が弱くなってしまう。
- また脳疲労から、自律神経の乱れが伴なうことで、ホルモンバランスの乱れを引き起こしてしまう。そうしたことから感情コントロールが弱くなる一面もある。

孤独病は、「脳疲労とホルモンの乱れと、長時間同じ姿勢をすることで有酸素運動の妨げから起こる体の不調やだるさ、そして、生活していく上での面倒臭さなどから、時間をかけて出てくる」のである。

こうして、いくつかの原因が重なりあって出る孤独病は、一度爆発させると、頻繁に現れてくる傾向にある。従って、今のところ、適切な薬が開発されていない。なぜなら、最近始まりを見せてきている病だからである。

★体に不調を出してくるテクノストレス症候群、体の痛みはほとんど出ない孤独病

大切なことなので、くり返すが、機械に囲まれた生活で起こるテクノストレス症候群は、脳疲労から自律神経の乱れを出す。そこからホルモンバランスをくずしてしまうという問題が根強くある。生命体を維持しているのが、自律神経である。自律神経が乱れると、様々な形の症状が出てきてしまう。「複合症状」を出してしまうことになるのである。

例えば、手、足が冷たく感覚を失う感じを受ける。頭痛、関節痛、肩凝りが激しく出てくる。耳鳴りや、ひや汗が出る人もいる。動悸が強くなる人もいる。気分障害、便秘、下痢、個人差で様々の症状を出してくる。

一般的なテクノストレス症候群は体に不調を現してくるが、孤独病は体の痛

みはほとんど出ない。体のだるさ、面倒臭さが日々体の中にこもり続けている。孤独病は、字が表しているとおり、「人に会うことが下手で、独り自室に閉じこもり、機械と向き合っている」孤独な生活が日常で続いて起こるテクノストレス病である。

本人が友達を作りたがらない。親とも必要なことしか話したがらない。そこで、病気であっても気づいてもらえないための放置が、長い年数をかけて孤独病を重症化させてしまうのである。

ホルモンの乱れは、すべて人の感情を揺さぶり、「不安」にさせたり「怒り」が出たりする傾向にある。孤独病はホルモンの乱れが強く出る傾向にある。

★孤独病の人がする行為

(1)孤独病は突然、家の壁を叩き壊す、という行動をとる。親が怒って止めに行く。逆に親が殴られて亡くなることもある。

（2）孤独病は、突然むしゃくしゃして駅の壁を叩いて蹴る。注意に行く駅員が怪我をする。決して一人で止めに行かない注意が必要。

（3）孤独病は、ストレスエネルギーガスを外に向けて吐き出すという特徴がある。他人が巻きこまれて怪我をする危険性がある。

今までの心の病の多くは、本人の体調不良として出ていた。それが「医師の診察を受ける」きっかけになっている。

しかし孤独病は、体の不調はほとんどない。先程話したように、孤独病にかかると、「体のだるさ、何をするのも面倒臭くなる」という形でしか症状が出ない。

従って、医師の診断を受けるほどではないと、自己診断してしまう。放置して、年数をかけて突然、爆発させる病気である。

★放置理由のキーポイントがある

孤独病は大学卒業の高学歴をもつ人に多く、難しいコンピュータを扱う職業についていたり、また、肩書のある名誉職についていたりすることがある。

そこで、周りの人は、その人が心の病にかかっていると思わない点が放置理由となっている。

さらなる理由として、肩書のある名誉職についてしまうと、情報漏れを恐れ、人とあまりお付き合いをしなくなる。そこで、独り遊びをする。子供の頃から手慣れている機械を相手に日常のプライベートを過ごす。会社に行っても、機械類を相手に仕事をする。朝から晩まで。

そして、知らず知らず脳疲労とストレスエネルギーガスを溜め込む日常生活になってしまっている。

さらなる放置理由がある。

本人の体はだるい。重だるくて、玄関の新聞を取りに行くことさえ、面倒臭いと思ってしまう。

独身生活なら、ゴミ捨ても、ひげ剃りも面倒臭いと思ってしまう。

そんな症状が出ているが、まさか体のだるさや、日常生活の面倒臭さが、病気とは思わない。

放置されてしまう理由が、「まさかそこに病があるとは思わない」ということである。

隠れ精神患者さんを作りあげる理由は、まさかにある。

★すべての病気は朝にある

体の病気でも！　心の病気でも！　朝にすべてがある。
- 朝、体がだるい
- 朝、起きられない

- 朝、尿が濁っている
- 朝、体全体が痛い
- 朝、顔や足がむくむ
- 朝、食欲がない
- 朝、気分が重い

朝の異変が三日以上続いて、改善されない時は、ただの疲れではない。体の奥に異変が起こっていることが多い。心の病にかかっている可能性も考えられる。体と心の両方の病気を考えて、早く診断を受けてみてください。

まずは、自分でできる朝のチェックが大切である。そして深夜のチェックも大切である。

心の病である「うつ病」や「テクノストレス症候群」にかかると、深夜になっても寝つけない、不眠が三日以上続くうつ病の入口に立っている。

寝つけない、ケイタイ電話が気になる、スマートフォンが気になる。

テクノストレス症候群の入口に立っている昼間の脳疲労により、脳が緊張状態にあるので寝つくことができない。

昼間、夕方、深夜まで長時間、眼球が画面を覗く日々が続くことで、脳疲労を起こしている。テクノストレス症候群でも全く痛みを出してこないものは、逆に危険な症状である。


痛みが出ない「テクノストレス症候群」の一つに、突然一時的記憶喪失になる人達がいる。

脳疲労により、脳内にある海馬と記憶のかけ橋であるスイッチが飛んで起こるのが、一時的記憶喪失である。

人によっては、三秒だったり、五秒だったりする。また、眠った状態で最終駅まで行ってしまう人もいる。二秒〜三秒の記憶喪失なので、本人が気がつかないので病院へは行かない。

ところが、一度起こると疲労した時に、頻繁に起こりやすくなる。その中のひとつが、運転中であれば、大事故になる危険性がある。

そして、もうひとつが！　痛みは発生しないが、突然ストレスエネルギーガスを爆発させるのが孤独病である。

体の病気でも同じである。痛みを表に出してこない病気は根が深い場合がある。体の病で死に直結している癌は痛みを出してこないことが多い。

- 心の病も痛みを出さないで、脳疲労を蓄積させた状態は、他人を殺してしまうことが起こり得る。これら他人を巻きこむ大事件になる一時的記憶喪失がある。
- 心の病である心身症に属する「過食症、拒食症」も、そのひとつで痛みを出してこないが、死に直結してしまう病気である拒食症は、治しづらく、家族の努力が必要である。拒食症が激しくすすむと、成人女性でも二五kg〜二八kgまで体重が減少することもある。

水も喉《のど》を通らなくなる。病院での点滴で命をつなぐことになる。もちろん月経も止まってしまう。

ダイエットで拒食症になることも珍しくない。痛みを伴わない病気は、進行度が本人に分からないだけに、危険な病気である。

痛みが発生している病気は、治していける可能性が高いので、早く専門医に相談しましょう。

このくらいは大丈夫と自己診断することが、治療を長びかせることになる。心の病も体の病も、自己診断ほど危険なことはないのである。

★テクノストレス症候群の改善法

痛みを伴うテクノストレス症候群は、一〇人中九人は改善法を伝えても、自分ではやりません。よほど痛みが強く、生活に困ると、本気で改善対策に向き合うが、痛みが強くても、片手にスマートフォンを握っているのが現状である。

治すには、テレビのニュース以外は、画面も見ないこと。スマートフォンも、インターネットも一日二〇分から三〇分でやめる。最初は、厳しいスタートから改善しないとならない。人の心理として、「このくらいは良いだろう」と思う。一日にして、計三時間は画面を覗いてしまうことになる。

せめて「土曜、日曜」は遠くを見る、ピクニックや海を見に行く。「ケイタイ電話」が普及されていなかった頃の生活をしよう！

難しく考えると長続きしない傾向にある。だから、「土曜、日曜は」家族と日曜大工をする。

例えば、「椅子からテーブル、そしてブランコ」などを作る趣味を持つ。来週も、「今日の続きをやれる楽しみがあるもの」が基本にあると、テクノストレス症候群は改善されていく。

釣りを楽しむことも、来週につながる工夫として、釣りあげた魚で料理をつくる。

例えば、釣りあげた魚を「焼く、骨をとる」、フライパンで「魚の身を醤油、みりんで味つけをして、水分を全部とばす」、ビンに入れて、冷蔵庫に入れておくと、四〜五日、ごはんの上にのせて食べられる。

それがなくなる頃に「土曜、日曜」がやってくる。趣味で毎日の生活がつながると、継続しやすい。

改善策のヒントは！ TVゲーム、パソコン、ケイタイ電話がない頃には「あなたは」どんな生活をしていたか？ 個人個人がしていた古来の生活を楽しめばよいのである。

★孤独病の改善法

この本に書いた、痛みを発生しない、孤独病の改善法。

（1）本人が「パソコン、インターネット、スマートフォン、TVゲーム」

　等をしない努力をする。
(2) 外に出て季節を感じる。一日に朝・夕方二回の散歩から始める。
(3) 食事の片寄りを少しずつ直していく。生活を改善する。
(1)(2)(3)は家族の協力がないと、本人だけでは、閉じこもり生活は直せない。
施設に入り、共同生活に慣れていってもらう。施設に入る時には、本人が入りたがらないこともあり、説得する専門家に頼むしかない。

施設に入るにはお金がかかることもあり、家庭内の閉じこもりに親は眼をつぶっている現実もある。孤独病を発生させると、あとあと大変になってしまう。孤独病の改善法があっても、本人がやりたがらないので「無い」に等しいといっても過言ではない。

両親は、だんだん高齢に近づいてくる。その不安から子供に対して、「しっかりしろ」と言う。

そこで、孤独病の息子が、ストレスエネルギーガスを爆発させて、暴れまくる。親は怖くなって息子に不満があっても、注意できなくなる。

本当は！　親が高齢になる前に、息子を施設に入れ、閉じこもりをやめさせ、共同生活の中で、他人とのコミュニケーションがとれるまでフォローする。

他人とコミュニケーションがとれるようになると、アルバイト先が見つかる可能性がある。「家族に明るい光が指す」と、心の病の多くは改善されていくのである。

★大切な子供を殺人機械にさせないで下さい

難しい病気である孤独病の原因を作ったのは誰だ！

子供が騒ぐ、うるさい。子供が騒がないように、手の平サイズのゲーム機を与えて静かにさせたのは、大人達と親。

子供は新しいゲーム機が出るたびに、祖父母におねだりして買ってもらった。

子供は成長をしていくにつれて、値段の高いものをおねだりして買っていった。自分の思うままに、「祖父母と、親に甘えた」その結果、自分勝手な人間形成をしてしまった。

「自分の思い通りにならない」と切れてしまう。自分の思いが通るまで、部屋から一歩も出ない。そうすると自分の思いが通ってしまう。そういう性格を作ってしまう。

中学・高校に進むと、体力もついてくる。自分の思いが通らないと、家や学校で暴れる。中学、高校生で暴れられると、迫力がある。親も教師も、おじけづく。その子に対して激しく注意したくても、怖いので優しく注意する。子供は、心の中で「不都合や嫌なことがあると、大暴れすると、自分が中心でいられる」と思う。「シメシメ」と思うことを覚えてしまう。

学校に行きたくないと思う。行かない子になる。不登校は、学校でイジメにあっていなくてもなってしまう。

自分の思うように身勝手に生きる孤独病は長い時間、スマートフォン、TVゲームをいじる日常生活を通して、身勝手さが骨の髄《ずい》までしみ込んでしまう、始末の悪い病気である。

一番困ることは、他人を巻き込んでしまうこと。「無差別殺人」にまで発展してしまう可能性が高い病気である。

子供を静かにさせるために与えた機械類にはまって成長した子供達は、画面内の遊び感覚で「ナイフや鎖」を持ちたがるようになる。

子供の脳は画面上のものを試したくなる。強い好奇心が植えつけられる。いつか、試してみようと密かに思うようになる。

例えば、兄弟といつも比較されて育つ。ストレスエネルギーを溜めこんで毎日独り遊びのTVゲームをして育つことで、成長した体になった時に、孤独病を爆発させてしまう。

誰でもよい。殺してやろうと思う。無差別殺人になったりする。

中学生の女子の実例がある。深夜まで毎日ケイタイ電話をいじっている。母親が怒って、娘のケイタイを取り上げようとして、大ゲンカの末、母親が死亡してしまった。

機械は、その娘にとって唯一の友達であった。それを取り上げると、必死になり理性を失ってしまう。そして悲惨な事故を招いてしまうことになった。

子供の時に、植えつけられた刺激は、一生残ってしまうと言いたい。大切な子供を殺人機械にさせないで下さい。

ベランダの「キンカンとみかん」

昨年は、大失敗したのである。

窓の外に小鳥がさえずっていた。

「こんな近くまで小鳥が来るんだ」と思って眺《なが》める日曜の朝だった。

「この頃、よく小鳥が来るなぁ～」と思ってはいた。

小鳥は、キンカンの実が甘くなるのを待っていたんだ！　そんなことに気がつくこともない、馬鹿な僕だった。

キンカンの実は、甘くなると、香りが立つ。すると、小鳥が集まって来る。

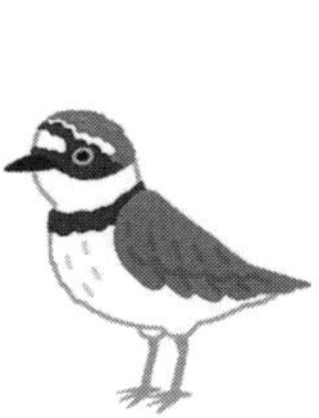

ある朝、ベランダの床に食べ散らかした白い種だけが、ころがっていた。僕は、ほうきではいて、片づけ役になってしまった。大失敗の巻であった。

そして車を運転して職場へ向かう。朝、目覚まし替わりに、みかんとキンカンと梅の木に水をあげるのが一日の始まりである。

今年は、みかんが実をつけている。夏は、緑色であったが、一〇月中旬、寒くなってくると薄い黄色に変色して来た！

僕が、せっせと働きに出ている間に、昨年の小鳥が来て、みかんをつついて、穴だらけにするだろうなぁ～と思ったりした。

今年の秋も掃除役が回ってくるかもしれない。掃除するのはいいとしても、小鳥の糞《フン》を水で洗い流すのが大変だなぁと思っている。

早めにつみ取った方が良いだろうなぁ。独り言を言って水やりをしている。

今年の失敗は、まだあった。春から夏の変わり目に、ベランダの床に、黒コショウが散らばっていた。二～三日でその黒コショウは大きい粒々に変わった。本気で異変に気づいた。

昨日まできれいな若葉があった。それが先端が緑の棒切れになっている。みかんの葉とキンカンの葉と同じ色をした蝶の幼虫が、丸々と太って、四～五㎝になっていた。黒コショウの粒々は、こいつの糞だったのだ。一晩で、新しい若葉を四枚も食べてしまう。

ようやくのことで虫を取り除くと二週間で新しい若葉が出た。そこに、白い花が咲いて、みかんとキンカンが実をつけてくれた。

植物にも、生物時間があって、平均温度が二週間程度、同じ日々が続くと花が咲く。そして二週間程度で実の姿を見せる。

人間も生物時間がある。だから季節の変わり目に、季節うつ病になりやすく、体調がすぐれなくなる。
「別に、どこが痛いわけでもないが」気分がすぐれなかったり、季節うつ病になりやすい。

人も、みかんの木も、生き物だから、太陽と季節を感じる同じ一面がある。

毎日、木の葉に水を軽くかけてやる。太陽光線を浴びやすくしてやると病気にかかりにくくなる。

水は、やりすぎると根腐《ねぐ》されをおこす。だから、葉にそっとシャワーに浴びさせる気持ちで、軽く行なうのがよい。

人の子も、可愛がりすぎると「過保護」になって何も一人でできない人間になってしまう。

木は言葉を発しないけれど、人間と同じ生き物だから、大切に見守ってあげないと、僕のように大失敗してしまう！

人間にとって人間だけが、友達とは限らない。犬も、猫も、みかんの木も、キンカンの木も、友達になれる。向こうが歩いてこられないので、こちらから近づいてあげれば、皆友達になれる。

人の心が少しでも平和になれば、人の悪口も言わなくなるだろう。そして人が傷つくこともなく、心の病になることも少なくなる。

そんな人が増えると、戦争で人が亡くなることがない世界になると思う。

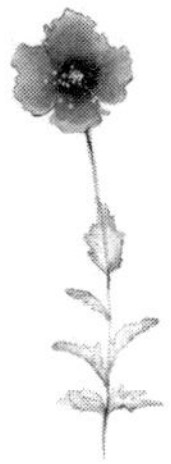

⑩

幸せな未来のために今できること

★子供を黙らせようとポケットサイズのゲーム機を与えたために

子育てをする時、ポケットサイズのゲーム機、スマートフォン、インターネット、パソコン等が先々病気を引き起こすとは、若い世代の親達は思っていない現状がある。

親は、子供を黙らせようと思い、ポケットサイズのゲーム機を六歳児に与えた。子供は夢中になりゲームにはまった。成長と共にスマートフォンを持つようになる。

中学、高校にすすむ。インターネットも十分に扱うことができるようになる。一八歳になる頃に大学受験が待っている。機械類の使用から約一二年が経過している。体の弱い子供達でなくても、突然、体調を悪くしてしまい、受験どころではなくなる。

テクノストレス症候群は、使用を始めてから数年を経過して突然、症状を発生させる病気である。

★人生路線を狂わせるテクノストレス症候群の発症

大学受験が近づいた時に発生したら……一年か二年治療に時間がかかってしまう。「テクノストレス症候群」は一週間や一カ月では治せない病気である。

若くして浪人生活をさせることもある。浪人生活が長びくことで、本人のプライドは傷つき、大学入試を諦《あきら》めてしまう子供達も出ている。

テクノストレス症候群を大切な時期に発生させることで、本人の人生路線が狂うことがある。親の側がテクノストレス症候群の怖さを知らないのも無理はない。

★病気の入口に立っているとは思わない盲点

体の病気である食中毒を起こす。二四時間以内で腹痛を引き起こす。病院へすぐ行く。そして、食当たりしたものに対して、警戒心が強くなる。食事の前に手を洗う、など注意をする。

ところが、機械使用を長時間行なった目にゴミが入ってゴロゴロする感じがする。だいたいの人が、目をこすってまた、ゲームを続ける。

病気だと気がつきにくいところが盲点である。

それが、テクノストレス症候群に入っていく入口である。個人差があり、ひどい肩凝りを引き起こしている。片手で凝りが強い所をもみながら、まだスマートフォンを覗《のぞ》き続けている。

病気の入口に立っているとは思わない盲点がテクノストレス症候群には隠《かく》されているのである。

★学童期であればギリギリ親の教えを守れる

子供が、学童期「一一歳〜一二歳」後半に入った時、親が食事の支度《したく》で手が離せないことがある。「ちょっとバター買って来て！」と頼む。

子供はゲームやスマートフォン等に夢中になっている。「今は無理」とか「後でね」とか子供が言う時は、機械にはまっている証拠である。

そうした光景が二度以上ある時は、「ゲーム、スマートフォン、インターネット」の使用時間を短かくするルールを作って下さい。

（1）

（2）

- 学童期であれば、ぎりぎり親の教えを守れる。
- 中学、高校に入ると、親の言うことを聞かなくなる。

●体力がついてくると男女共に男性ホルモン、女性ホルモンが活発になり、「自分が思うようにならない」と反抗的になる。それに加えて！

●人間形成が固まりつつある。「自分はこうしたい」と言い分を主張してくる。要するに、男性ホルモン、女性ホルモンの活発化と人間形成が固まりかける頃は、人生の調整が難しくなる。いかに学童期が大切か知った上で、機械類を買い与えなくてはならない。

人の心理として、子供の立場を理解しよう。例えば、親が共稼ぎで、留守番をする子供は、ＴＶゲーム、ポケットゲームで親の帰りを待っている。そんな生活環境から「ハイ、中学生になったので、ゲームばかりしていないで、外でスポーツをしなさい」と言っても、しない。

学童期の環境から、ある日突然には変われない子供の立場を理解して、家庭教育をしよう。

★どうすれば、学童期にゲームをさせないで済むのか

親が共稼ぎの場合

- 八歳～一〇歳の頃、玄関と窓の掃除
- 一一歳～一二歳　今までの掃除に風呂場の掃除も加える
- 終わったらおやつを食べる
- 夕方になったら宿題をする
- 親が帰宅したら一番に「掃除がよくできているね」と誉める。
- 親が夕食の支度をしている時、昨日の本の続きを聞かせてもらう。親と買物に行きながら、聞かせてもらうのも良い。

学童期に物語の絵本を図書館で借りる。

そして、学童期後半から、面白い冒険物語と歴史物語を読むようにする。学童期、一〇歳、一一歳、一二歳に向け、大人の脳と同じ重量の脳に近づく。そ

の時、絵本の物語から始まり、面白い車や鉄道の本を与える。

★本から想像力が育つ

その子が何に興味を持つか？

親が知ることができる。そして、大人の脳に近づくにつれ、本から想像力が育つ。近い将来、中学へ入学。本当は、できる算数ができないでいる場合が意外と多い。

算数、数学の公式、応用問題が長々と書かれている。子供は、応用問題の文章が理解できない。活字から想像力が湧いてこないのである。「数学ができない」と思いこんでしまう瞬間がそこにある。

本を学童期に多く読ませる。そういう日常を作る。脳が大人の脳に近づく頃に、脳の中で連結していく瞬間ができあがる。「それは、どういうことか？」

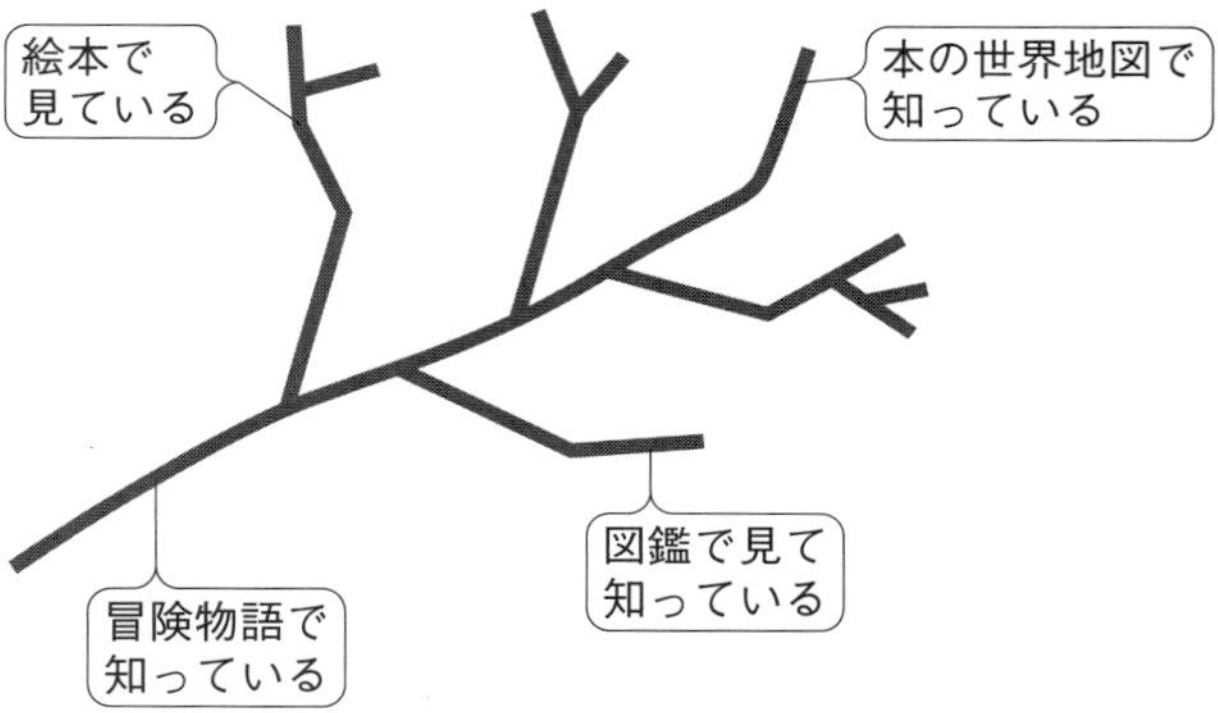
絵本で
見ている
本の世界地図で
知っている
図鑑で見て
知っている
冒険物語で
知っている

「成長と共に、知識と知識が結びつくようになり、応用力が育つ」

というと、活字慣れしている学童期があると、中、高校生になってから、学校で習う勉強が早く脳の中で連結するようになる。要するに、理解力が早くなる。

そして閃《ひらめ》きが自信につながり、勉強が好きになる。

親は、子供が読んで聞かせてくれる話に、聴き上手になることである。明日はどうなるのか、「続きが楽しみだなぁ」と子供に言ってあげる。

時には、「お母さんは知らなかった」「ミィーちゃんに教えてもらってないと、大恥をかくところだった」と子供に言ってあげる。子供は、お母さんの役に立ったんだと思う。もっと、本を読んで、お母さんに教えてあげようと思う。

そうして、親子の絆が強くなる。

子供は、親を守ろうとする責任感が生まれる瞬間がある。

親は、いつも子供を押さえつけて勉強させるのではなく、子供に教えてもらう態度をとることが子供の独立心と責任感を育てていける。

★毎日、家の手伝いをしてもらう

夏休み、春休み、だけでなく、毎日、家の手伝いを子供にしてもらう。学童期の後半、一〇歳、一一歳、一二歳の時期に毎日やってもらうことで、家族の一員である責任感を植えつけよう。

その理由は、子供が家庭を持った時に、自分の子供の教育ができる。

そして、親も一〇年、二〇年後には老人の入口に立つ。その時に、病気をして急に介護をして欲しいと願っても、子供の頃から家の手伝いをしていない人には、精神的と肉体的負担がある。

子供の頃から、家庭内の仕事を手伝ってきている経験がある人は、手際良く、買物、洗濯も風呂掃除も負担なくできる。

親の世話をする子供か、世話をしない子供かは、学童期の家庭教育にある！

学童期に機械と睨《にら》めっこする時間を、少しでも少なくする。それには、家庭での手伝いをさせること。親は知らないふりをして、子供に本の内容説明を聴く、演技の上手な親になって欲しい。

★女の子には、ぞうきん縫いからボタンつけ

特に、女子には「ぞうきん縫いから始め、ボタンつけ、かがり縫い」等、デパートの手芸コーナーのある所で教えてもらって下さい。

針をもつ↓糸を針の穴に通す。そして縫う作業は、想像力を育てる。

手の指先は、脳中枢と大きく関係している。

手の指先を使う作業は、集中力を高め、記憶力が良い人間に育っていく。

北欧の老人施設では、男性が鉤針《かぎばり》で、マフラー等の編みものをしている。認知症予防で、脳中枢を鍛《きた》えている。

最初は、男性が編みものをしている姿を見た時、「僕は、いったいどこに来たのだろう」と心に衝撃を覚えた。日本では、男性は女性が行う作業をほとんどしない。

「僕は、固定概念が強いのかもしれない」とその時思った記憶がある。

説明を施設で聞いて、「なるほど」と思った。

指先を巧《たく》みに動かすことで、脳細胞が刺激され、老化により死んでいく脳細胞の再生をはかっている。ということで、アルツハイマー型認知症の予防の役割をしているのだ。

手の平でクルミを二個、ぐるぐる回す予防法もあるが、編みものをして、物を作るという目的があった方が、長く楽しく、毎日行えて効果もあがるだろう。

現実に、脳を鍛えるリハビリがある。

学童期後半（一〇歳〜一二歳）からは、女の子に裁縫の仕事を教えてあげよう!!「鉤裂《かぎざ》き縫い」を教えてあげると、頭を使うことになる。

ボタンつけも二つ穴、四つ穴がある。

それに、ブラウスに好きなししゅうをすることも教える。裁縫する楽しみを一二歳頃に教えてあげよう。想像力が身につくようになる。

スマートフォンやＴＶゲームは、機械を見る。そして操作するだけでは、体験記憶の面が欠落してしまう。

★エピソード記憶と体験記憶は一度で覚えられる

人の脳は、不思議な世界をもっている。

例えば！　教科書を見て、覚えさせようとする。三時間〜六時間が過ぎると、覚えていた内容があやふやになる。「短期記憶」の学習は覚えにくい。

だが、父親が運転して、母親が弁当を作った。僕がキャンプ場を選んだ。三人で行った道程の駅を一度で覚えていた。キャンプ場で夜に見た星座を全部記憶できた。

つまり「エピソード記憶と体験記憶は一度で覚えられる」のである。

体を使って体験したことは、体験記憶として、一度でも一生の記憶として脳に蓄積される。

脳は不思議である。

机の上で本を広げても、なかなか覚えられないことでも、体を使って行うと、上手に覚えられる。

体験記憶があるのは人間だけではない。犬も一度、痛い目にあうと、そこを避けて通るようになる。猫も一度、犬に襲われそうになった草むらは避けて通る。「一度痛い注射をされた動物病院の玄関で、大きな声で泣きわめく犬もいる」恒温動物は、全部体験記憶を元に、生活安全を保っている。

学童期に家庭内でお手伝いをしてもらうことによって、より多くの体験記憶が残せる。「中学生になったから」とか「高校に入ったんだから」と言って、家の手伝いをさせようとしても、ほとんどの子はしない。すべての教育は一二歳までの学童期にあると言える。

体験記憶が豊かな子供は、とっさの判断力がきく。事故に遭いにくい能力が毎日養なわれている。

★横糸と縦糸が上手に編み込まれた昭和の子供達

学童期に横糸となる学校の勉強をする。

横糸と縦糸とが、上手に編みこまれた昭和の子供達は、縦糸の家庭の手伝いを中心に育った。社会に出て働くための「挨拶ができていた」「先輩に従っていた」「目上の人に気配りができていた」のである。

家庭の手伝いをして育っているので、祖父母、両親、兄の言うことを聞いて

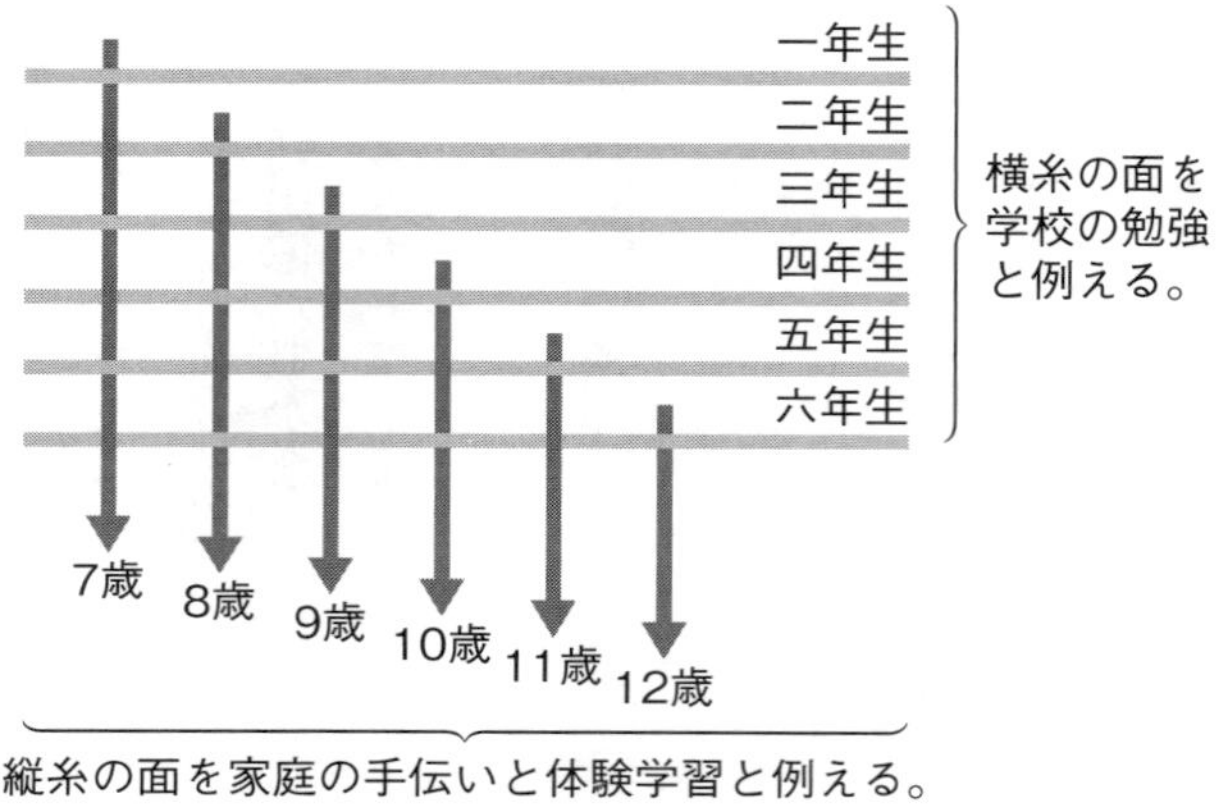

いた。そのため、自然に気配りが身について社会に出ることができていた。

機械化が進んだ平成時代からは、横糸に当たる所を重要視した「学校、塾、習い事」に多くの時間を費やすようになった。

縦糸に当たる「手伝いや体験学習が減ってしまった」。学校の成績が伸びると、ごほうびに好きな「ポケットサイズのゲーム機、スマートフォンを買う」ことも珍しくなくなった。

一生の基盤となる学童期に縦糸に当

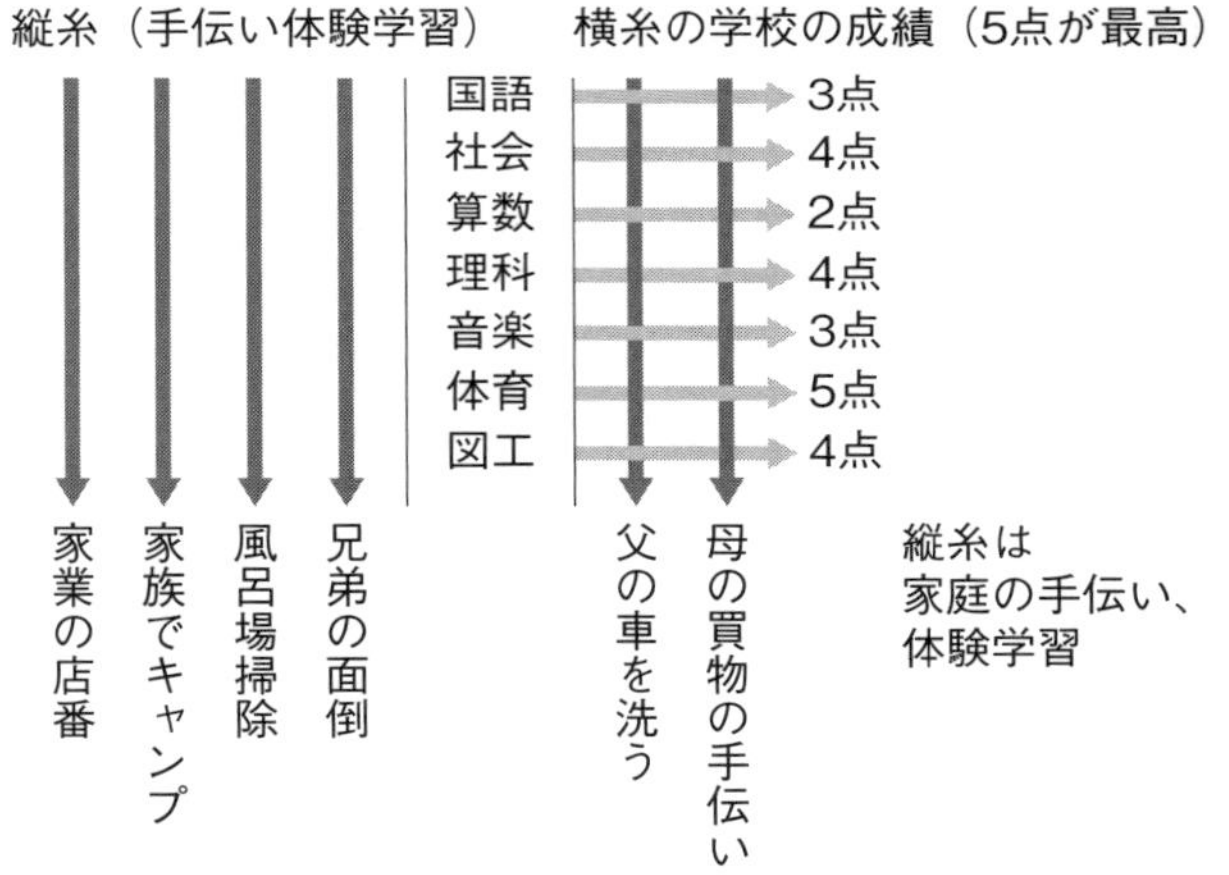

たる大切な面が抜け落ちてしまった。

……今！　何が起きているのか！

社会人に成長した子供達一〇〇人中八〇人以上が対人関係問題で悩んでいる。

そして、重症化した子供は自殺にまで追いこまれている。ここ数年の若者の自殺は、中年、老人を超えてトップに躍り出ている。

図を見て分かるように、学校の勉強は、そんなにできなかった子供が、社会人になって、一〇年、そして二〇年後に大成功しているケースがある。

縦糸の面がほとんどない状態である。

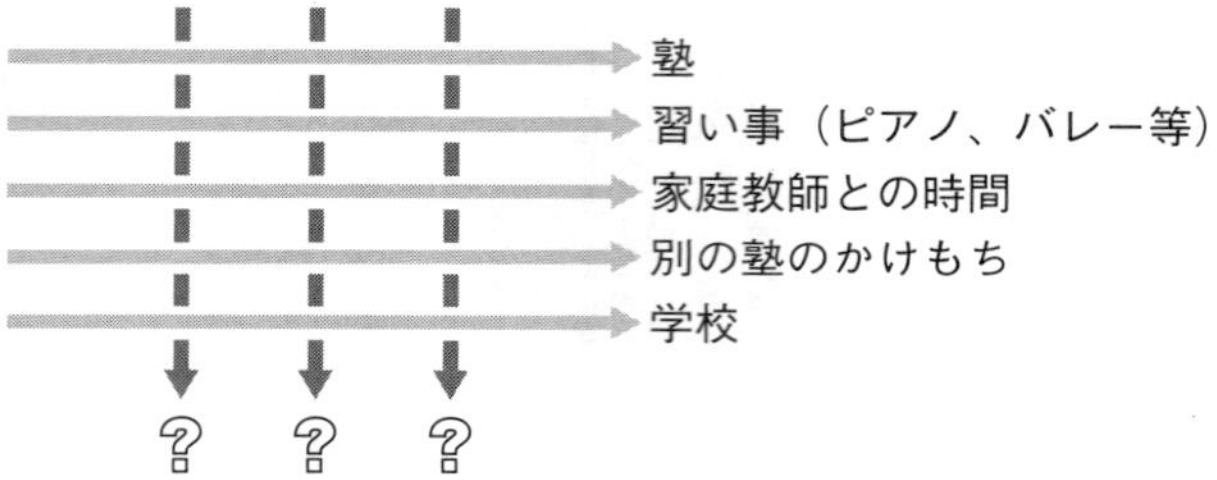

「縦糸が自分を支える。自信、そして特技となる」

その子供達は、縦糸にあたる対人関係が強く、人の気持ちが分かる大人に成長している。周りから可愛がられて、仕事を覚えられるチャンスに恵まれ、成功している。

いかに！　縦糸にあたる面「親の手伝い、兄弟の面倒を見る」が大切であるか分かっていただけると思う。

学校の勉強もしっかりやらなくてはならないが、縦糸の部分に当たる家庭の手伝い、そして両親と共に日曜の体験学習をするこの時間が、その子の一生を決める基盤となる。

現在の社会背景を覗いてみよう。

横糸の面を重視した考え方が、一般的になっている。縦糸の面である家の手伝いや体験学習に使う時間がほとんどなくなっている。そのことが社会に出た時に問題になっている。

上司や同僚とうまくいかないと悩む。誰にも話せない。支えがない。今まで学校では優秀であった。何のために、頑張ってきたのだろうと本人は悩みを拡大させる傾向にある。

うつ病に入り自殺へとつながっている。若者の自殺者は中年を抜き去っている。

今までの学習成績は優秀で、高学歴者となる。だが、支えとなる縦糸（手伝い・体験学習）の面がないため、上司から罵倒《ばとう》される。「君はお茶もまともに入れられないのか！」と怒鳴られる。高学歴者にとってプライドが傷つく出来事が毎日続く。

すると、横糸にあたる高学歴は何だったのだろうと思う。そう思わない人はいない。

支えになる縦糸の体験学習や手伝いをしていた子供は、上司に罵倒されても得意技があるので、いきなり「へこたれる、崩れる」ことはない。

心の中で上司に罵倒されてもいつか「あなたを見返すさ！」と頑張るバネになる。家庭の手伝いや体験学習に豊かな子供は、得意技を話したいので、話題も出来る。成功するパイプを見つけられやすくなっている。

だから、縦糸の強い子は成功率が高い。

体験学習と家の手伝いを子供にしてもらうことで、スマートフォン、ケイタイ電話をいじる時間が少なくなっている。

学童期にする「体験」は、「一生の人間形成を行う」と言っても過言ではない。

家の手伝いをさせることで、本人が「自分に向いている、向いていない」を知ることができる。若くして「向いている方向性を決められる」という利点があるのだ。

★家族が仲良く暮らしていくには学童期の体験が大切

学童期後半一〇歳、一一歳、一二歳に手伝いをやらせる。可哀そうと思う親の優しさがある。だが、心を鬼にして、手伝いをやらせて欲しい。

その理由は、先に行って大きな影響を及ぼすことになるからである。「両親が老いた時……！」

学童期に家の手伝いをして、家族とかかわっていない子供が、「親の面倒を見ろ！」と急に言われても、面倒を見ることができないことが多い。

子供が学童期に、スマートフォンを片手に淋しさをまぎらわして両親の帰りを待つ毎日だった。そして、塾に行く。おやつ代をにぎり、菓子パンを食べていた。

「機械類と百円玉」が友達だった子供は、人に優しくする思いやりを味わっていない。そんな環境で育ってきた子供達にとって、両親が老いた、急に面倒を見て欲しいと頼んでも、なかなか面倒を見られるものではない。

家族がいつも一緒に仲良く暮らしていくには、子供の学童期体験が大きな鍵となっている。

一生を通じて、子供の頃に毎日していた体験は、体に焼きついている。

家の手伝いをして、料理をしていた子供は、料理が自然に上手にできる得意技となる。

少々辛いことがあっても、家族が美味しいと言ってみそ汁を飲んでくれる笑顔で、一日の辛さから「まあ〜いいか！」と言って許せる自分を知ることができる。

★縦糸にあたる体験学習の大切さ

子供が社会に出た時、「上司と自分、同僚と自分」といった人間関係、そして序列関係に対して、上手に対応できるようになれるのである。

強い人生にするには、縦糸の数を多くすることが大切で、横糸と縦糸とを密集させる必要があると言いたい！

学童期に手伝いと体験学習をさせて欲しいと言う理由は

（1）縦糸の面にあたる体験学習と、家の手伝いをさせていない子供達は、社会に出てから「上司」と「同僚」と「恋愛」に悩み、うつ病にかかってしまう傾向が強く出ている。

それだけではなく、家から一歩も出ない。勝手な時だけ、それも、人が少な

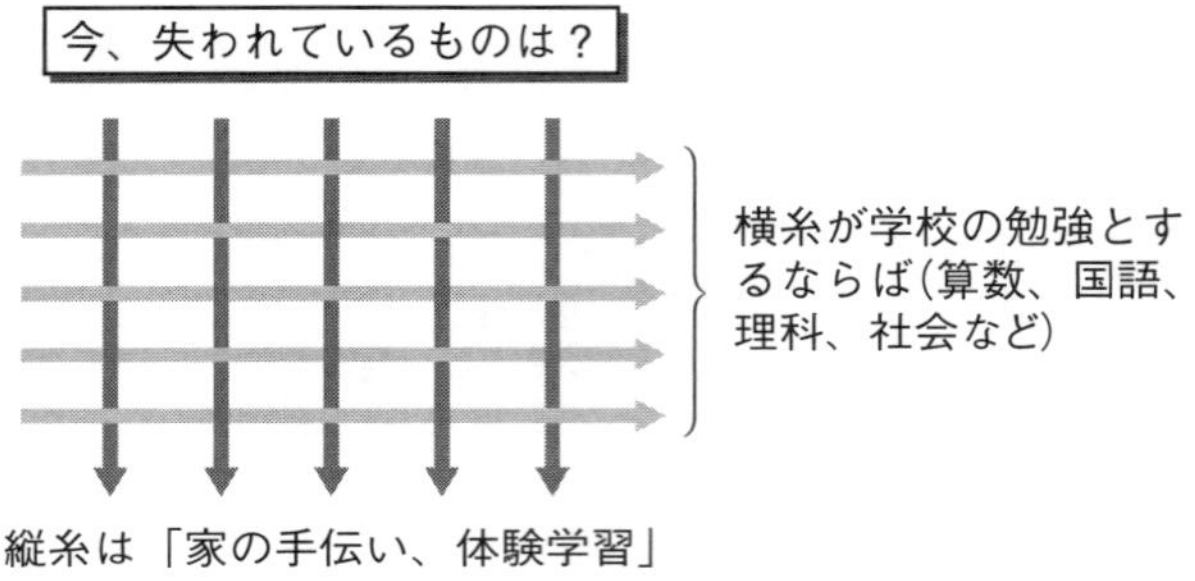
今、失われているものは？
横糸が学校の勉強とするならば（算数、国語、理科、社会など）
縦糸は「家の手伝い、体験学習」

くなる夜になってコンビニへ行く。好きなものを買って食べて「インターネット、スマートフォン、ＴＶゲーム」をして暮らしている。そんな子供時代を送った人の中に孤独病が増えている。

孤独病にかかると、家族は破滅へ向かうことになる。

両親の世話をすることなど、とてもできない、だけではなく精神状態に異常をきたし、他人に謝罪金を支払うことになる。両親が老後のために貯めていたお金も謝罪金で無くなってしまう。それがないにしても、孤独病にかかると、ゆくゆくは、本人が突然自殺をしてしまうことがある。

（2）縦糸にあたる面の体験学習と家の手伝いをしていないので、「TVゲーム、スマートフォン、手の平サイズゲーム等」での独り遊びをして育つことによって、先々暗い影を落としてしまう。

どんな影を落とすかというと？

一〇歳、一一歳、一二歳頃になって、大人の脳と同じ量に成長する。そこまでに機械類を中心とした生活環境では、人と会話する、会話を返す、自分の想いを相手に伝える、相手の表情を読み取る、といった能力を欠落させて育ってしまう。

するど、中学、高校に入っても、友達がなかなか出来ない。学校で独りになってしまう。不登校の始まりのきっかけになる。

一度、不登校になった子供達は、学校へ復帰するまでに、本人も親も苦しむことになる。親が気軽に与えた機械類で、先々苦しむことになることを伝えておきたい。

一〇歳、一一歳、一二歳頃に、挨拶と近所の人達と会話が普通にできる子供に育てて欲しいと思う。

社会に出て、上司や同僚とストレスなく会話ができる子育てを目指すことを目標にしよう。

学童期の一〇歳、一一歳、一二歳にやってきたことは、一生の財産になる。それだけではない。その子供がやがて家庭を持った時にも、引き継がれる家の宝になっていくのである。

学校の勉強が横糸とするなら、縦糸は両親、祖父母の手伝いであり、両方を織りこんでいくことで、人生の挫折をバネにすることができる。

早いか遅いかの時間の違いはあるにせよ、個人個人が夢を実現させる道が開かれていく。

そのきっかけは、すべて学童期の後半が大きな鍵を握っている。

おわりに

私は、来る日も来る日も、困り果てている患者さんを見ている。よくも、よくも「こんなに困った人がいるものだなぁ～」と思う日がしばしばある。

開業したばかりの頃は、患者さんが少なかった。お昼休みを取らなくても、朝から昼休みみたいなものだった。

だから、テレビのニュースを見ていても平気であった。

誰にも何も言われない！　それを良いことにテレビを見ていた。

お昼のニュースで、街なかで、車が燃えている。大きな火の手が上がっている。そのニュースを、心の中で、「わぁ～凄《すご》いことになっている、大変だ」と思いながら見ていた。

三〇分もしないうちに、電話が鳴った。

「警察ですが……そちらに患者さんで、何々さんが通院なさっていますか？」

即座に、ハイと答えた。そりゃそうだヨ！　患者さんが少ないので、即座に答えられる。

「先程、車が燃える事故がありましてね！　車の持ち主がお宅のクリニックに通っていると言っていますが……詳しい症状が知りたいので」との問い合わせであった。

二〇数年前の出来事であるが、驚いた。

患者さんと話をしたところ、渡した薬を流し台で流していた。母親の前で薬を飲むフリをして、「毎回流していた」と本人が話してくれた。

それでは症状は改善されない。

車を燃やして、自分も死のうと思ったらしいが、実際に、車が燃え出すと怖くなり、外へ出てしまったそうだ！

そんなことが重なる時は重なる。警察へ出向く回数も増えてきた。「医者を辞めようかなぁ〜」と警察の帰り道に思ったりもした。

実に面白いことがない。しだいに心は滅入《めい》った。腹の底から笑いたい。そんな望みしかなかった二〇年前だったけれど、ある日を境に、待ち合い室が患者さんで混み合うようになってきた。

医者を辞めようと思っていた矢先に、辞められなくなり、気がつくと現在に至った。


患者さんの数が増えるに従って、何度も平手打ちをくらうようなことがあった！　そんな時に、僕を救ってくれたのが、青い空と風、風にゆれる樹々だった。

人は、自然を感じなくなったら終りだ！

診療が終わり、犬の散歩に出る。夕焼けでオレンジ色とグレーの雲にブルーグレーの空。

何て美しく素晴らしいのだろう！　ミュージカルステージの始まりみたいだ。二分間で空一面の絵が消えてしまう。全く違う空になる。昼間から夜になる瞬間に、二分～三分間、最も美しい時が流れる。

毎日、患者さんと会いお話を聴く。その内容のほとんどが暗い、辛い話である。だから、夕焼けを見る、その美しさを感じることができているうちは、まだ医者を明日も続けられる目安になっている。

日常にある空と風、太陽、夕焼けは、誰もの心の薬になるはずなのに、今は、スマートフォンに夢中である。

そして、忙しい時間に追い回される。余裕が全くなくなってきている。

味わって欲しい自然を無視している。だから、多くの人達が、心の病にかかるようになってきていると思う。

人生は、「手品」みたいなところがある。便利になればなるほど楽に「品物が手に入る」「行きたい旅行もすぐ予約できる」、実際に望みが叶った後に、支払いが待っている。

しかし便利になればなるほど、きりきり舞いをして、働かなければ、多くの支払いができない。そういう仕組みになっている。だから！　人の心に余裕がなくなってきている。

三〇年前までは精神科・心療内科の患者さんは「遺伝による患者さん」「受験失敗の患者さん」「嫁としゅうとめとの人間関係の悩みの患者さん」など、問題点が明らかであった。

二五年前から二〇年前にかけて、ケイタイ電話が大流行してきた。

学生さんでも手に入るようになった。その頃から時を待たずして一般の人達が、精神科・心療内科の門をくぐるようになった。

そして心身症が大流行となった。便利な機械類は、絶対に必要であるが、人は自然と共に歩んでいかないと、体に異変を起こすようになっていく。

現代は、テクノストレス症候群の中でも最悪な「孤独病」がでてきている。いざ異変が起こると、今まで順調だった仕事や、結婚生活を台無しにしてしまう。

心の病気は、肉体の病気と違って、長期にわたる通院となることが多い。重症の場合、半年そして一年、会社を休むことになる。

会社へ復帰しても、自分の居場所がなくて、退職する人、転職がなかなか見つからず、そのうち、家庭でも自分の居場所がなくなる人がいる。

離婚する原因が増えているが、そのひとつの理由に、メンタルの病気を抱えこんで働けなくなった「経済的理由」からきている。

便利な機械類は、「行きたい所」「食べたいもの」を簡単に選択できてしまう。

日常で簡単に選択できることを体に焼きつけると、都合の悪いことは、なかったことにしたい、という心理状態が働くようになる。

「男と女」も都合の悪いことが起こると簡単に別れてしまう結果になっている。別れるのは、お互いの問題だから仕方がない。それだけでは、収まることなく、相手を殺してしまう事件が増えている。

機械類は人の感情まで欠落させてしまう一面を持っている。

だから、僕は、子供達が育っていく上で必要以上に機械類を使わせないで欲しいと望んでいる。

現代の驚き！　現場の診療で、中学生、高校生の患者さんがカバンを持ったまま、学校帰りにクリニックにやって来る。症状は！　様々であるが、多くは気分障害である。

- 学校で気分障害を起こしている。「急に吐き気が襲《おそ》ってくる」
- 帰宅して、夕食が終わる。そして夜一一時頃になる。どんなにしても、朝近くまで眠れない。「不眠」。学校に行く時間に、うとうとして遅刻が増える。先生に叱られる。「むかつく症状を出している」「イラ立ち、怒りっぽい」こと。

●皆の中に入っていけない。クラスで昼休みも独りで、学校に行きたくない。不登校の前段階の症状が出ている。「いつも独りで死にたくなる症状」を出している。

●突然、人を殴りたくなる。怖くて、学校へ行かれない症状になっている。もしかして、誰かを殴るのではないかと思うと、不安になり、学校へ行く途中で「腹が痛い」と言って引き返す。人を殴りたくなる症状を誰かに話したいが、相手が怖がるので、話す相手がいない。独りで、クリニックの門をくぐる。そんな女子生徒がいる。

一般のお父さん、お母さんに知らせたい。

子供達が精神を犯されている。だが、両親にも学校の先生にも友達にも話せないでいます。

子供が「不満や不安」を話せる日常生活を作ってほしいのです。

家庭で「不満や不安」を話せることが、多くのストレス解消になります。そして明日も頑張る、やる気につながってくるのです。

個人個人の家庭に合わせた朝食、夕食の時間を大切にしてほしいと思っています。

未来のある「子供達の心の健康」があるならば、ゆくゆくは必ず「夢を叶えていかれる」と思っています。

一家を破滅させる
「孤独病」

著　者　浅川雅晴
発行者　真船美保子
発行所　KK ロングセラーズ
東京都新宿区高田馬場 2-1-2　〒 169-0075
電話（03）3204-5161（代）　振替 00120-7-145737
http://www.kklong.co.jp
印　刷　大日本印刷（株）　製　本　（株）難波製本

落丁・乱丁はお取り替えいたします。
※定価と発行日はカバーに表示してあります。
ISBN978-4-8454-5039-8　C2247　Printed In Japan 2017